四川医院管理和发展研究中心（编号：SCYG2023-
西南医科大学附属中医医院国家临床研究基地建设项目
【2020】33号）

在职脑卒中高危人群的筛查与干预研究

主　编：叶运莉　徐　剑　周仲芳
参　编（排名不分先后）：

　　陈思颖　江航宇　黄素琼　姜沁伶　李　茂
　　李　洋　李柯欣　李妙龄　刘　娅　田海艳
　　王庆稳　夏　华　肖　琴　闫　润　杨　超
　　杨建涵　杨俊红　张　容　张　颖　周忠贤
秘　书：姜沁伶　杨俊红

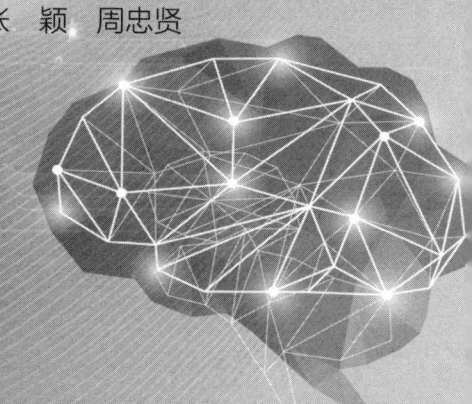

图书在版编目（CIP）数据

在职脑卒中高危人群的筛查与干预研究 / 叶运莉，徐剑，周仲芳主编. -- 成都：四川大学出版社，2025.4. -- ISBN 978-7-5690-7718-6

Ⅰ. R743

中国国家版本馆CIP数据核字第20255VU398号

书　　名：在职脑卒中高危人群的筛查与干预研究
Zaizhi Naocuzhong Gaowei Renqun de Shaicha yu Ganyu Yanjiu
主　　编：叶运莉　徐　剑　周仲芳

选题策划：许　奕
责任编辑：许　奕
责任校对：倪德君
装帧设计：胜翔设计
责任印制：李金兰

出版发行：四川大学出版社有限责任公司
　　　　　地址：成都市一环路南一段24号（610065）
　　　　　电话：（028）85408311（发行部）、85400276（总编室）
　　　　　电子邮箱：scupress@vip.163.com
　　　　　网址：https://press.scu.edu.cn
印前制作：四川胜翔数码印务设计有限公司
印刷装订：成都金阳印务有限责任公司

成品尺寸：148 mm×210 mm
印　　张：6.5
字　　数：180千字

版　　次：2025年4月 第1版
印　　次：2025年4月 第1次印刷
定　　价：39.00元

本社图书如有印装质量问题，请联系发行部调换

版权所有　◆　侵权必究

序

　　脑卒中，又称中风，是一种急性脑血管疾病，具有高发病率、高致残率、高复发率和高死亡率的特点。近年来，随着社会经济的迅猛发展，生活节奏的日益加快以及人口老龄化进程的不断加速，脑卒中的发病率呈现出逐年上升的趋势，且发病年龄日趋年轻化。据世界卫生组织（WHO）统计，全球每年有近1500万人患脑卒中，其中约500万人因此死亡。国家卫生健康委员会的数据显示，脑卒中的发病率在过去十年间增长了约30%，并且这一趋势预计还将持续。

　　在职人群作为社会发展的中坚力量，肩负着工作与家庭的双重重担，往往在忙碌之中忽视自身的健康管理，更可能成为脑卒中高危人群。因此，深入开展在职脑卒中高危人群的筛查及干预模式研究，对于有效降低脑卒中的发病率、极大地减轻家庭和社会的负担具有重要的作用。

本书从在职人群的生理和心理特点这一独特视角出发，系统而全面地阐述了在职人群的脑卒中防治知信行情况、高危人群的危险因素筛查结果、干预措施、效果评估和健康教育等内容。本书不仅引用了大量国内外最新的研究成果，还紧密结合作者多年的教学、科研和临床实践经验，进行了详实的科研数据分析，具有极强的科学性和实用性。通过对不同危险因素筛查结果和干预模式进行深入的比较分析，我们为在职脑卒中高危人群精心打造了个性化的健康管理方案，旨在显著提高干预的有效性。

从思路构建、问卷设计、现场调查、干预项目实施和数据分析，最后到本书出版，这个过程得到了无数专家和同仁的支持和帮助。要特别感谢参与本课题的夫春雪、向早琴、廖新月、康清清、代佳怡、刘乾顺、曾昱普等同学，大家共同努力，使得本研究得以顺利实施，书稿撰写得以顺利完成。感谢你们的辛勤付出和无私奉献。

我们殷切希望本书的出版能够引起社会各界的广泛关注，促使相关部门高度重视在职人群的健康问题，推动在职脑卒中高危人群筛查及干预工作的深入开展。我们呼吁企业设立定期健康检查制度，将脑卒中筛查纳入常规体检项目，同时也期待政府能够出台相关政策，支持在职人员的健康管理。我们还热切期待本书能为相关领域的科研人员和临床医生提供有益的参考和借鉴，为降低脑卒中的发病率、提升人民群众的健康水平做出贡献。

脑卒中防治任重而道远，本书及相关项目仅做了初步探索，以期增加研究证据。由于编者的时间、能力和学识水平有限，不足之处在所难免。真诚希望读者提出中肯建议，共同推动在职人群脑卒中筛查与干预研究的深入开展。

叶运莉

2025 年 3 月

目录

第一章　在职脑卒中高危人群筛查 …… 1

第一节　概述 ………………………… 1

第二节　脑卒中高危人群筛查 ……… 10

第三节　脑卒中防治知识的掌握情况
………………………………… 21

第四节　在职职工吸烟和运动情况 … 34

第五节　在职职工肥胖、血脂异常检出情况 ……………………… 47

第六节　脑卒中高危人群相关疾病患病以及治疗情况 …………… 59

第七节　在职脑卒中高危人群筛查结果 …………………………… 74

第八节　高危人群的健康管理现状和需求 ……………………… 84

第二章　在职脑卒中高危人群干预 ·········· 97
第一节　在职脑卒中高危人群健康教育 ·········· 97
第二节　在职脑卒中高危人群干预试验效果评估 ··· 108
第三节　构建"三位一体"健康管理模式 ·········· 116

附录　脑卒中预防健康教育课程 ·········· 126
第一课　认识脑卒中 ·········· 126
第二课　脑卒中高危人群健康管理 ·········· 132
第三课　合理膳食与脑卒中 ·········· 138
第四课　饮酒与健康 ·········· 143
第五课　认识高脂血症 ·········· 148
第六课　运动与健康 ·········· 153
第七课　认识肥胖 ·········· 159
第八课　认识糖尿病 ·········· 167
第九课　认识高血压 ·········· 176
第十课　吸烟与健康 ·········· 187
第十一课　不良情绪与健康 ·········· 193

第一章　在职脑卒中高危人群筛查

第一节　概述

一、脑卒中的概念和流行情况

（一）概念

脑卒中（cerebral apoplexy）是一种急性脑血管疾病，是由各种血管性病因引起的急性或局灶性脑功能障碍，通常指由于脑部血管突然破裂或血管阻塞而导致血液不能流入大脑引起的脑组织损伤疾病，可分为出血性脑卒中和缺血性脑卒中[1]。

脑卒中是重要的心脑血管疾病之一，具有发病率高、死亡率高、致残率高、复发率高的特点。

（二）流行情况

脑卒中是世界范围内致死的第二大原因和致残的首要原因[2]，目前已成为全球重要的公共卫生问题。2021年全球新发脑

---

[1] 2015年"世界卒中日"宣传主题及提纲[J]. 疾病监测，2015（10）.
[2] 王雅娟，刘婧，张倩. 老龄化背景下脑卒中患者社区健康管理服务的应用现状[J]. 临床医学进展，2024，14（6）.

卒中病例数为 1190 万,脑卒中幸存者增至 9380 万,脑卒中相关的死亡人数增至 730 万[1]。预计到 2030 年,将有 1200 万人死于脑卒中,在存活的 7000 万脑卒中患者中,因脑卒中损失的伤残调整寿命年(DALYs)超过 2 亿人年[2]。

目前脑血管疾病已成为我国居民致死和致残的首要原因[3],《2019 中国卫生健康统计提要》显示,2018 年我国居民因脑血管疾病导致的死亡构成比已超过 20%,这意味每 5 位死者中至少有 1 人死于脑血管疾病[4]。在存活的脑卒中患者中,超过一半伴有严重残疾,还有认知功能障碍,影响患者的生活质量[5][6]。预计到 2030 年,我国脑血管疾病事件发生率将比 2010 年升高约 50%[7][8]。

根据《〈中国脑卒中防治报告(2020)〉概要》,我国"脑卒中高危人群筛查和干预项目"取得初步成效。全球疾病负担研究(GBD)数据显示,我国脑卒中发病率由 2005 年的 222/10 万下降

---

[1] Li XY, Kong XM, Yang CH, et al. Global, regional, and national burden of ischemic stroke, 1990−2021: an analysis of data from the global burden of disease study 2021 [J]. eClinicalMedicine, 2024, 75.

[2] Wang SN, Miao CY. Targeting NAMPT as a therapeutic strategy against stroke [J]. Stroke Vasc Neurol, 2019, 4 (2).

[3] 王陇德,刘建民,杨弋,等. 我国脑卒中防治仍面临巨大挑战——《中国脑卒中防治报告 2018》概要 [J]. 中国循环杂志, 2019, 34 (2).

[4] 国家卫生健康委员会. 2019 中国卫生健康统计提要 [M]. 北京:中国协和医科大学出版社,2019.

[5] Goyal M, Menon BK, Van ZWH, et al. Endovascular thrombectomy after large-vessel ischaemic stroke: a meta-analysis of individual patient data from five randomised trials [J]. Lancet, 2016, 387 (10029).

[6] 赵庆,吴茜,孙晓,等. 脑卒中患者延续性护理质量评价指标体系的构建 [J]. 中华护理杂志,2020,55 (2).

[7] Kim AS, Cahill E, Cheng NT. Global stroke belt: geographic variation in stroke burden worldwide [J]. Stroke, 2015, 46 (12).

[8] 《中国脑卒中防治报告》编写组. 《中国脑卒中防治报告 2019》概要 [J]. 中国脑血管病杂志,2020,17 (5).

至 2019 年的 201/10 万，其中缺血性脑卒中患病率从 117/10 万增加到 145/10 万，年均增长 2.8%，仍处于上升阶段。我国 40 岁及以上人群的脑卒中人口标化患病率由 2012 年的 1.89% 上升至 2019 年的 2.58%，至 2019 年我国 40 岁及以上人群现患和曾患（包括已康复或死亡）脑卒中人数约为 1704 万[1]。根据《中国脑卒中防治报告（2023）》，我国 40 岁及以上人群脑卒中现患人数达 1242 万，且发病人群呈年轻化趋势[2]。

各个国家之间存在经济水平差异，在全世界范围内，脑卒中疾病负担较重的是发展中国家，由于经济落后，医疗条件不完善和疾病防治意识不强，发展中国家脑卒中相关发病率和死亡率高于发达国家。根据世界银行划分标准，低收入国家年龄标准化的脑卒中相关死亡率是高收入国家的 3.6 倍[3]。

可见，脑卒中是一个重大的公共卫生挑战。

二、脑卒中高危人群的概念和筛查情况

（一）概念

《中国脑卒中防治指导规范（合订本）》[4] 将具有高血压、糖尿病、血脂异常、心房颤动（房颤）或瓣膜性心脏病、缺乏运动、吸烟史、脑卒中家族史、明显超重或肥胖这 8 项脑卒中危险因素中 3 项及以上者，或有短暂性脑缺血发作者，或有既往脑卒

---

[1] 《中国脑卒中防治报告》编写组. 《中国脑卒中防治报告 2020》概要［J］. 中国脑血管病杂志，2022，19（2）.
[2] 中国脑卒中防治报告（2023）［EB/OL］. （2023-11-04）［2025-02-20］. https://www.hunantoday.cn/news/xhn/202311/18913371.html.
[3] 唐春花，郭露，李琼，等. 2022 年全球卒中数据报告解读［J］. 诊断学理论与实践，2023，22（3）.
[4] 国家卫生健康委脑卒中防治工程委员会. 中国脑卒中防治指导规范（合订本）［M］. 北京：人民卫生出版社，2018.

中病史者，判定为脑卒中高危人群。

(二) 筛查情况

我国脑卒中高危人群筛查工作已在全国范围内广泛开展，40岁以上脑卒中高危人群的情况：2015—2018年，湖北省孝感市居民筛查的结果是23.75%[1]；2017—2020年，内蒙古自治区筛查结果约为32.3%[2]；2021年，浙江省台州市某社区居民筛查结果是42.80%[3]。这提示40岁以上脑卒中高危人群比例有上升趋势。因此，各地的筛查工作仍需不断加强，以预防脑卒中的发生。

三、脑卒中的预防策略和措施

脑卒中是一种生活行为相关性疾病，采取有效和针对性强的预防策略和措施，能大幅度降低脑卒中的发病率和死亡率。总的预防策略是以社区为基础，结合三级预防，重点加强一级预防策略和措施的落实，开展健康促进活动，进行综合防治。

(一) 一级预防

1. 预防策略

《"健康中国2030"规划纲要》要求加大慢性病的防治力度，完善癌症、脑卒中等重大慢性病防治体系建设，到2030年实现

---

[1] 刘芳. 孝感地区脑卒中高危人群筛查情况评价[J]. 中国继续医学教育，2019，11(1).
[2] 赵嵩. 内蒙古脑卒中高危人群筛查主要危险因素及风险人群短期干预效果评价[D]. 呼和浩特：内蒙古医科大学，2023.
[3] 周炜，徐瑛，邵雪华，等. 浙江省台州市社区脑卒中高危人群筛查及危险因素调查分析[J]. 全科医学临床与教育，2023，21(10).

全人群慢性病健康管理①。降低脑卒中的疾病负担，需将重点放在脑卒中的预防上。一级预防是降低脑卒中发生率的根本措施。一级预防需要高危人群策略和全人群策略并举，两者不可偏废。

1) 高危人群策略：以临床医学思维为导向的实现一级预防的策略，是对未来发病风险高的一小部分个体，针对致病危险因素采取有针对性的措施，降低危险暴露水平及未来发病的风险。例如，定期对高危人群进行危险因素评估，对未来十年发生脑卒中风险高的个体进行有针对性的危险因素干预，如戒烟限酒，控制体重、血脂、血糖、血压，定时体检，适当运动等。

2) 全人群策略：以公共卫生思维为导向的实现一级预防的策略。这种策略不需要确定个体未来发生疾病的风险，而是通过消除有害暴露，尤其是那些个体难以觉察或控制的环境暴露，或针对人群中有害暴露的决定因素采取措施，降低整个人群的危险因素水平或有害暴露水平，达到降低人群总的疾病负担的目的。落实脑卒中全人群策略需要多部门协同配合，尤其是政府部门要发挥领导作用，制定相应的公共政策，营造一个促进人群改变不良行为生活方式的环境。

2. 预防措施

1) 合理膳食：这是预防脑卒中的一项重要措施。在日常饮食中需要注意以下七项原则：①控制胆固醇的摄入量；②控制脂肪的摄入量；③合理供给蛋白质；④摄入必需的微量元素；⑤限制食盐的摄入；⑥摄入足够的维生素；⑦注意增加含纤维素多的食物。

2) 戒烟限酒：我国已经在全国许多城市通过各种渠道进行关于戒烟限酒的健康教育和健康促进工作，并取得了一定成效。

---

① 中共中央 国务院印发《"健康中国 2030"规划纲要》[EB/OL]. https://www.gov.cn/zhengce/202203/content_3635233.htm.

长期饮酒对人体的肝脏和神经系统等都是不利的,还可能引发脑出血或猝死。世界卫生组织(WHO)规定的"标准酒精摄入量"是10g酒精,男性和女性每天的饮酒量不应超过2个"标准酒精摄入量"。

3)适量运动:坚持每天有规律地运动,不仅可以减重,增强身体功能及免疫力,还能够降低心血管疾病的发病率和死亡率。注意要根据自身的身体条件挑选适宜的运动。

4)控制体重:控制过多热量摄入是控制体重的关键。要做到进餐时间恒定,少吃零食,粗细粮合理搭配。

5)药物干预:一级预防的重点在于以上行为生活方式的干预,必要时辅以药物干预。

(二)二级预防

二级预防俗称"三早"预防,即早发现、早诊断、早治疗。在疾病早期,症状和体征尚未表现出来或难以觉察,及早发现并诊断疾病,及时给予适当的治疗,就有更大的机会实现治愈。如果疾病无法治愈,可以通过治疗阻止疾病发展到更严重的阶段或至少减缓发展进程,减少对更复杂的治疗措施的需要。落实"三早"预防的主要措施:一方面要抓好对社区居民的卫生宣传教育工作,增强群众自我检查和早期就诊的意识;另一方面要提高社区医务人员的诊治水平,条件不足时及时转送患者至上级医院进一步诊治。

疾病的早发现可以通过筛检、病例发现、定期体检等实现。科学而有效的监测对于脑卒中的防治有重要意义。目前对脑卒中的监测手段主要有收集其流行现状、筛检、收录患者资料,以达到及时、准确、有效监测的目的[1]。定期筛检适用于早期发现和诊断脑卒中患者或高危人群，如在基层医疗机构和社区卫生服务中心对达到一定年龄的人群进行定期筛检。早期诊断是提高脑卒中疗效的关键。对于发现的脑卒中高危人群，应实施相应的干预措施，必要时辅以药物治疗。

（三）三级预防

三级预防，也称为临床预防或疾病管理，发生在症状和体征明显表现出来之后，包括对症治疗和康复治疗两个方面，主要是对发病后的早期脑卒中患者进行合理适当的治疗以缓解症状，预防疾病进一步恶化，预防急性事件的发生和复发，预防合并症和残疾的发生。在疾病晚期，三级预防通过早期发现和管理并发症，对已经发生的残疾进行康复治疗，最大限度地恢复个体的机体功能和社会功能，提高生活质量，延长寿命。

脑卒中的防治工作要求一级预防、二级预防、三级预防相互协调、平衡发展。但一级预防是重中之重。

四、脑卒中患者的健康管理

脑卒中健康管理指通过康复管理、健康教育等多种方式，对脑卒中患者开展系统性、高效性、持续性的保健服务工作，从而提高患者的生存率，改善预后[2]。许多欧美国家形成了较为完善的健康管理模式。我国还处在发展、探索阶段，各种管理模式取得了一定成效。目前，国内外主要有以下五种健康管理模式。

---

[1] 李先锋，吴贤丽，韦金儒. 国外脑卒中防治策略的研究进展及启示［J］. 世界最新医学信息文摘，2018，18（60）.
[2] 王莉，李德华. 从国内角度探讨脑卒中健康管理模式［J］. 中国民间疗法，2022，30（16）.

（一）自我管理模式

自我管理模式是患者参与、医务人员及患者家属协作的一种管理模式。自我管理模式主要应用于患者的预后与康复管理，能有效提升患者的自我管理能力以及出院后的日常自理能力，使患者在医务人员或家属的协助下，积极主动调整生活方式，参与康复治疗[1]。自我管理模式的不足之处在于：部分患者的自我康复意识不强，出现不遵医嘱的情况；患者在康复过程中容易产生负面情绪，对恢复健康不利。

（二）医院健康管理模式

以医院为中心，患者在住院期间接受全面系统的健康管理与康复治疗[2]。由专业的医务人员针对患者的情况，进行规范的健康教育与治疗，可明显改善患者健康，提升康复效果，最终提升患者的生活质量。但由于医务人员与患者及家属的专业知识与理解能力存在差异，容易使患者产生信任问题，甚至出现严重的医患纠纷。

（三）社区健康管理模式

1976年，WHO提出社区康复是一种有效、经济、覆盖面广的康复模式。我国大多数脑卒中患者出院后仍然在社区或家庭进行康复治疗，因此基层康复管理是工作的重点。社区医务人员关注患者及其照料者的心理状况并采取适当的干预措施，不仅有利于患者的恢复，也减轻了照料者的负担，提升整个家庭的生活

---

[1] 郑思婷，何春渝，周均，等. 脑卒中康复现状与健康管理研究进展[J]. 实用医院临床杂志，2023，20（3）.
[2] 宋红梅，张泰标，潘莉，等. 健康管理对脑卒中患者知信行及生活质量的影响研究[J]. 实用预防医学，2018，25（9）.

质量及幸福度[①]。但社区卫生服务中心缺乏高质量的专业医务人员，康复技术水平较低，专业设施相对缺乏；部分地区居家康复过程中使用的综合评估表以纸质为主，不能形成完善的系统。这些问题亟待解决。

（四）家庭健康管理模式

以家庭为中心，主要依靠家属的帮助，在专业医务人员的指导下，由家属辅助患者进行康复训练及日常生活自理能力训练。患者家属与患者相处时间长，能及时得知患者的康复情况，在辅助患者进行康复训练的同时，可以给予患者心理上的慰藉，使患者的心理和生理状况都能得到改善。家庭健康管理模式的不足之处在于家属的康复知识不足或专业性差，不能很好地协助患者完成相关康复治疗。

（五）互联网健康管理模式

互联网健康管理模式主要是利用数字健康技术进行健康管理。数字健康技术主要包括移动医疗、健康信息技术、远程医疗以及个性化医疗等。在互联网健康管理模式中，患者可以利用数字健康技术，满足持续、多样的护理需求，提高自我健康管理能力；医务人员可据此监测和跟踪疾病预后情况，提供远程帮助。由于医务人员有限，家庭健康服务还需借助大数据、穿戴式设备、人工智能系统等科技手段来实时监测健康状况。数字健康技术可以预测脑卒中发病风险，提供用药指导、健康教育、康复指导等服务[②]。但数字健康技术在脑卒中患者健康管理中仍存在部

[①] 张莹,王丽,刘宇,等.社区老年健康服务模式在脑卒中患者居家健康管理中的应用[J].中国护理管理,2022,22(3).
[②] 李宏,刘霞珍,朱雅琦,等.数字健康技术在脑卒中病人健康管理中的应用进展[J].全科护理,2023,21(33).

分问题，例如，数字化设备成本高、老年人缺乏相关知识，制约数字健康技术的普及[1]。但是科技进步为解决这方面的问题提供了可能性。

五、研究目的和意义

本研究主要通过在四川省泸州市在职职工体检人员中开展脑卒中高危人群的筛查，了解高危人群的比例、特点及影响因素，了解在职职工对脑卒中防治的认知、态度、行为影响因素，了解脑卒中高危人群参加健康管理的现状和需求；分析该人群的主要健康问题，提出在职脑卒中高危人群干预策略和措施；依托医院健康管理中心对高危人群实施以健康教育与健康促进为主要内容的健康管理干预，评估医院、工作单位、职工三位一体健康管理模式对高危人群进行干预的效果，为今后在同类地区推广和应用该模式提供参考依据。

第二节 脑卒中高危人群筛查

一、研究内容

1）了解在职职工对脑卒中防治的认知情况及其影响因素。

2）了解在职脑卒中高危人群相关危险因素检出情况及其影响因素。

3）了解在职脑卒中高危人群相关疾病患病及治疗现状。

4）了解在职脑卒中高危人群的检出情况及其影响因素。

---

[1] 吕合凯，邓姗姗，范颜颜，等. 老年人数字健康技术应用障碍影响因素分析[J]. 医学信息学杂志，2024，45（4）.

5）了解在职脑卒中高危人群的自我管理、健康管理现状和需求情况。

6）提出在职脑卒中高危人群干预策略和措施。

二、调查对象

（一）调查对象的选择

研究人员于 2020 年 6 月至 11 月，在四川省泸州市西南医科大学附属医院及西南医科大学附属中医医院、泸州市人民医院，对以单位团体名义前来医院体检中心进行体检的 40~60 岁在职职工进行脑卒中危险因素筛查。

1. 纳入标准

1）年龄在 40~60 岁的在职职工。

2）以单位团体名义前来医院体检中心进行体检。

3）自愿参加并签署知情同意书。

4）完成问卷调查。

5）完成身高、体重、腰围、血压和血糖等的检查。

2. 排除标准

1）重要的分析、判断、评价指标有缺失的调查对象，如脑卒中风险评估项目中缺失血压、血脂、心电图等危险因素指标。

2）以单位团体名义前来医院体检中心进行体检，但非在职职工，如家属或退休职工等。

3）调查问卷中应该回答的问题存在连续 3 个或不连续 5 个及以上缺失。

(二) 基本情况

1. 一般人口学特征

最终纳入40~60岁的脑卒中筛查调查对象2903名,1062名纳入脑卒中高危人群健康管理现状和需求研究。在2903名调查对象中,男性占74.2%,女性占25.8%。平均年龄(48.21±4.88)岁,在45~49岁年龄段调查对象人数最多,占37.6%,≥55岁年龄段调查对象人数最少,占13.6%。文化程度以大专及以上为主,占67.5%。职业以其他专业技术人员最多,占33.4%;教师及医务人员人数最少,占6.0%。婚姻状况绝大多数为已婚,占93.8%。年收入以5万~9万元的最多,占41.2%;<5万元的最少,占25.8%。调查对象的一般人口学情况见表1-2-1。

表1-2-1 调查对象的一般人口学情况

变量	分组	人数	构成比(%)	变量	分组	人数	构成比(%)
性别	男	2154	74.2	职业*	公务员	367	12.6
	女	749	25.8		教师及医务人员	173	6.0
年龄(岁)	40~44	727	25.0		其他专业技术人员	969	33.4
	45~49	1091	37.6		其他管理人员	582	20.0
	50~54	690	23.8		其他	781	26.9
	≥55	395	13.6	婚姻状况	已婚	2723	93.8
文化程度	高中及以下	943	32.5		其他	180	6.2
	大专及以上	1960	67.5	年收入*(万元)	<5	749	25.8
					5~9	1196	41.2
					≥10	913	31.5

注:*部分数据缺失,分析用有效数据。

2. 慢性病家族史情况

在全部调查对象中，有慢性病家族史的占64.5%，其中，有高血压家族史的占37.0%，有糖尿病家族史的占19.1%，有冠心病家族史的占8.4%。调查对象慢性病家族史情况见表1-2-2。

表1-2-2　调查对象慢性病家族史情况

慢性病家族史	人数	构成比（%）
高血压	1073	37.0
糖尿病	554	19.1
冠心病	243	8.4

3. 行为生活方式情况

调查对象的饮酒情况：不饮酒的人数最多，占48.9%；大量饮酒的人数最少，占12.1%。三餐规律的情况：能三餐规律的最多，占73.3%；不能三餐规律的最少，占3.2%。吃腌、熏食物的情况：吃腌、熏食物1～2次/周的最多，占71.7%；吃腌、熏食物≥3次/周的最少，占6.3%。外出就餐频率：0次/周的最多，占71.5%；≥3次/周的最少，占7.4%。口味情况：口味适中的最多，占56.9%；口味偏淡的最少，占18.9%。荤素偏好：荤素适中的最多，占53.3%；偏素的最少，占14.5%。蔬菜摄入情况：吃蔬菜≥5天/周的最多，占79.6%；吃蔬菜≤2天/周的最少，占3.7%。水果摄入情况：吃水果≥5天/周的最多，占43.4%；吃水果3～4天/周的最少，占23.9%。含糖饮料摄入：饮用含糖饮料0次/周的最多，占58.1%；饮用含糖饮料≥3次/周的最少，占1.9%。每天睡眠时间情况：每天睡眠时间<7小时的最多，占55.1%；每天睡眠时间>8小时的最少，占11.4%。调查对象行为生活方式情况见表1-2-3。

表 1-2-3 调查对象行为生活方式情况

行为生活方式	分组	人数	构成比(%)	行为生活方式	分组	人数	构成比(%)
饮酒	不饮酒	1421	48.9	荤素偏好*	偏荤	934	32.2
	少量饮酒	1132	39.0		适中	1545	53.3
	大量饮酒	350	12.1		偏素	422	14.5
三餐规律*	能	2122	73.3	蔬菜摄入(天/周)*	≥5	2304	79.6
	基本能	678	23.4		3~4	481	16.6
	不能	93	3.2		≤2	108	3.7
吃腌、熏食物(次/周)*	0	639	22.0	水果摄入(天/周)	≥5	1253	43.4
	1~2	2081	71.7		3~4	689	23.9
	≥3	182	6.3		≤2	944	32.7
外出就餐频率(次/周)	0	2077	71.5	含糖饮料摄入(次/周)	0	1687	58.1
	1~2	610	21.0		1~2	1161	40.0
	≥3	216	7.4		≥3	55	1.9
口味	偏咸	702	24.2	每天睡眠时间(小时)*	<7	1600	55.1
	适中	1651	56.9		7~8	971	33.5
	偏淡	550	18.9		>8	331	11.4

注：*部分数据缺失，分析用有效数据。

三、研究方法

在职脑卒中高危人群筛查为现况调查。研究人员结合国家脑卒中筛查项目，在查阅脑卒中危险因素相关文献的基础上，与心脑血管疾病专家交流讨论，自行设计调查问卷《慢性病综合管理信息登记表（脑卒中防治）》。调查对象知情同意后，由经过专业培训的调查员对其进行问卷调查并收集相关体检数据。调查内容主要包括：①一般情况，如姓名、性别、年龄、婚姻状况、职业、年收入等；②慢性病家族史，如糖尿病、高血压及冠心病等的家族史；③脑卒中高危因素中的相关疾病患病情况，如短暂性脑缺血发作、高血压、糖尿病、血脂异常、心脏疾病等；④行为生活方式，如饮酒，三餐规律，吃腌、熏食物，外出就餐频率，口味，荤素偏好，蔬菜摄入，水果摄入，含糖饮料摄入，每天睡眠时间等；⑤脑卒中相关知识的掌握情况，如脑卒中发作先兆、相关危险因素、慢性病相关知识、服药行为及生活饮食相关知识等；⑥调查对象的体检数据，如身高、体重、心电图、血压、血糖及血脂等指标。

四、统计分析

（一）相关变量

1. 脑卒中筛查相关危险因素

1）高血压：本次体检中测量血压异常指收缩压≥140mmHg和（或）舒张压≥90mmHg。若体检首次测量血压异常，则间隔1分钟再次测量，取测量最低值为本次体检血压值。或被二级及以上医疗机构诊断为高血压。

2）糖尿病：本次体检中空腹血糖（FBG）≥7.0mmol/L。或被二级及以上医疗机构诊断为糖尿病。

3）血脂异常：本次体检中甘油三酯（TG）≥2.26mmol/L或低密度脂蛋白胆固醇（LDL-C）≥4.14mmol/L或高密度脂蛋白胆固醇（HDL-C）＜1.04mmol/L或总胆固醇（TC）≥6.22mmol/L，或被二级及以上医疗机构诊断为血脂异常的，均判定为血脂异常。

4）缺乏体育锻炼：近一年来参加中等及以上强度运动或劳

动每周≥3次，每次≥30分钟视为不缺乏运动。近一年运动强度达不到中等，每周运动不足3次，每次运动时间不足30分钟，存在以上三种情况的任何一种视为缺乏运动。

5) 吸烟：吸烟时间有6个月及以上、每天平均至少吸1支烟且在调查时仍未戒烟。戒烟指在进行脑卒中筛查时已经不吸烟并保持半年以上。

6) 房颤或瓣膜性心脏病：体检心电图显示为房颤者或既往存在房颤或瓣膜性心脏病者，判定为房颤或瓣膜性心脏病。

7) 肥胖：采用国家脑卒中筛查方案标准，体质指数（BMI）＝体重（kg）/身高（m）^{2}[①]，使用本次体检身高和体重数据计算BMI。$26kg/m^2 \leqslant BMI < 28kg/m^2$为明显超重，$BMI \geqslant 28kg/m^2$为肥胖。

8) 脑卒中家族史：一、二级亲属（父母、同胞兄弟姐妹、叔伯、姑姨、舅、祖父母、外祖父母）发生过脑卒中。

9) 脑卒中病史：既往二级及以上医疗机构确诊为脑卒中，包括缺血性脑卒中或出血性脑卒中。

10) 短暂性脑缺血发作：局部病灶缺血，但未发生脑卒中。既往二级及以上医疗机构诊断为短暂性脑缺血发作，即判定为有短暂性脑缺血发作病史。

2. 脑卒中相关知识掌握情况

1) 脑卒中相关知识各维度：脑卒中相关知识问题一共25题，包括脑卒中发作先兆（共5题）、相关危险因素（共5题）、慢性病相关知识（共7题）、服药行为（共4题）及生活饮食相关知识（共4题）五个维度。每个问题回答正确得1分，正确率＝回答正确人数/总人数。各维度掌握率＝相关问题全部回答正

[①] 赵晓鹏，谢颖，李增宁. WS/T558—2017《脑卒中患者膳食指导》解读［J］. 河北医科大学学报，2018，39（12）.

确人数/总人数。

2）脑卒中总知识：每个题目得分相加得脑卒中总知识得分，满分为 25 分。≥总分的 80% 为掌握，即总得分≥20 分为掌握。相关知识问题的 Cronbach's α 系数为 0.872，KMO 值为 0.815，信效度较好。脑卒中总知识掌握率＝脑卒中总知识掌握人数/总人数。

3）脑卒中核心知识：共包含 10 个问题，即 1 个就医意向问题、4 个预警症状问题和 5 个危险因素问题。脑卒中核心知识每题回答正确得 1 分，共计 10 分，将得分≥8 分定义为掌握。脑卒中核心知识的 Cronbach's α 系数为 0.855，KMO 值为 0.894，具有较好的信效度。脑卒中核心知识掌握率＝脑卒中核心知识掌握人数/总人数。

3. 其他相关因素

1）慢性病家族史：一、二级亲属中患有高血压、糖尿病或者冠心病。

2）饮酒[①]：分为不饮酒、少量饮酒与大量饮酒。少量饮酒是指近一年来每月饮酒不足 4 次，或平均每天酒精摄入量男性不超过 25g，女性不超过 15g。大量饮酒是指最近一年内每天平均酒精摄入量男性超过 25g、女性超过 15g。

3）口味[②]：口味偏咸是指调查对象每天食盐摄入量超过 6g，适中是指每天食盐摄入量为 5～6g（约 1 啤酒瓶盖），偏淡是指调查对象每天食盐摄入量低于 5g。

4）荤素：按照《中国居民膳食指南（2022）》[③]，保证每天

[①] 胡春雨. 中国人群饮酒与心血管疾病发病和死亡的因果关联研究［D］. 北京：北京协和医学院，2020.
[②] 《中国居民膳食指南科学研究报告（2021）》简本［J］. 营养学报，2021，43（2）.
[③] 《中国居民膳食指南（2022）》在京发布［J］. 营养学报，2022，44（6）.

摄入不少于 300g 的新鲜蔬菜，深色蔬菜应占 1/2，鱼、禽、蛋和瘦肉摄入量为 120～200g，即蔬菜摄入量与鱼、禽、蛋和瘦肉摄入量比例约 2∶1 为适中，明显超过此比例为偏素，明显低于此比例为偏荤。

5）蔬菜与水果：《中国居民膳食指南（2022）》建议成年人每天摄入蔬菜 300～500g、水果 200～350g。平均每天蔬菜摄入量≥300g 定义为每天蔬菜摄入适量，平均每天水果摄入量≥200g 定义为每天水果摄入适量。

4. 脑卒中相关行为自我管理

脑卒中相关行为共有 13 题，选择不吸烟/已戒烟得 1 分，不饮酒/已戒酒得 1 分，能/基本能按时吃三餐得 1 分，不吃/偶尔吃（1～2 次/周）腌、熏食物得 1 分，不喝/偶尔喝（1～2 次/周）含糖饮料得 1 分，没有/偶尔（1～2 次/月）外出就餐得 1 分，口味适中得 1 分，荤素适中得 1 分，蔬菜摄入＞2 天/周得 1 分，水果摄入＞2 天/周得 1 分，体育锻炼≥3 次/周、每次≥30 分钟得 1 分，步数≥10000 步/天得 1 分，平均睡眠时间 7～9 小时/天得 1 分，其余选项及无应答均不得分。总分 13 分，以得分达到总分的 60% 和 80% 分别作为合格与优秀，即＜8 分为不合格，8～10 分为合格，＞10 分为优秀。

5. 健康管理

健康管理包括现场知识讲座、网上知识讲座、健康咨询、定期随访、运动指导等。以北京大学医院提供的健康管理服务作为参考[①]，参加健康管理的定义：参加现场知识讲座、网上知识讲座、健康咨询、定期随访、运动指导中任意一项及以上。参加运动指导的定义：参加手指操、八段锦和太极拳中任意一项及以

---

① 贾祎灿，张蕾．高校退休老年人社区健康管理实践模式研究——以北京大学为例[J]．医学与社会，2022，35（8）．

上。将没有参加任何健康管理项目者和只参加过体检者视为合计未参与，健康管理参与率＝合计参与人数/总人数×100％。将不愿意参加任何健康管理项目者和只愿意参加体检者视为合计无需求，其他视为有健康管理需求，健康管理需求率＝合计有需求人数/总人数×100％。

（二）统计分析方法

问卷采用 Epidata 3.1 软件双人双录入，进行一致性检验后导出数据，采用 SPSS 26.0 软件整理。剔除不合格数据后，进行统计分析。统计描述定量资料计算 $\bar{X} \pm s$ 或 M（P_{25}，P_{75}），定性资料计算率、构成比（％）等指标，关联强度指标采用 OR 及 95％CI，统计推断采用 χ^2/χ^2 趋势检验及 Fisher 确切概率法进行单因素分析，运用向前 LR 法非条件 Logistic 回归模型进行多因素分析。以 $\alpha=0.05$ 作为假设检验标准。

（三）质量控制

1）准备阶段：在广泛阅读国内外脑卒中防治相关文献，咨询心脑血管疾病专家意见，并结合相关文献研究的基础上制定调查问卷和筛查方案。调查员为本校医学相关专业的本科生、研究生及体检中心医务人员，且均接受过统一的调查培训并考核合格。调查问卷是经过预调查发现并修改相关问题后形成的定稿。

2）现场调查阶段：通过前期沟通和协商，确定参与调查的医院，取得医院体检中心的支持和合作；调查前由体检中心医务人员向调查对象介绍研究目的和意义，取得调查对象的信任及合作；调查问卷由调查对象自行填写或者调查员面对面询问后填写，调查结束后调查员当场对收集的脑卒中筛查问卷进行检查核对，以确保脑卒中筛查的数据准确和完整。

3）数据整理分析阶段：对问卷进行检查核对、逻辑查错和整理，以关键问题有 1 个未填写、其他问题连续 3 个未填写和不连续 5 个未填写为不合格，视为无效问卷，剔除无效问卷后，对数据进行双人双录入，经过一致性检验后导出数据，采用多因素 Logistic 回归分析控制混杂偏倚。

五、实施过程和任务完成情况

经过前期认真准备，制定调查问卷和研究方案后，研究人员顺利完成了在职脑卒中高危人群筛查的各项任务。项目时间工作安排进度和任务完成情况见表 1-2-4。

表 1-2-4　项目时间工作安排进度和任务完成情况

时间	工作进度	完成情况
2020 年 3 月至 6 月（前期准备）	①拟定项目实施方案 ②组织项目实施队伍，制定相关制度和工作机制，明确分工责任 ③确定参与单位并签订合作协议 ④查阅文献，进行专家咨询，制定调查问卷初稿 ⑤预调查，修改调查问卷 ⑥招募和培训调查员 ⑦组织相关人员做开题报告	①制订项目研究方案 ②形成项目组教师、研究生、本科生团队 ③与西南医科大学附属医院、西南医科大学附属中医医院和泸州市人民医院体检中心签订合作协议 ④项目开题、调查员培训、预调查、修改并确定调查问卷 ⑤开题报告
2020 年 7 月至 11 月（资料收集及录入）	①收集调查问卷 ②收集体检资料 ③建立数据库，录入、分析数据	共收集 4059 名在职职工的调查问卷和体检数据，纳入高危人群筛查的 40~60 岁在职职工有 2903 名
2020 年 11 月至 2021 年 2 月（数据整理分析）	①数据的整理分析 ②论文、报告的撰写 ③筛查在职脑卒中高危人群并招募后续实验干预对象	①发表论文 8 篇 ②确定后期参与干预项目的单位和人员

第三节 脑卒中防治知识的掌握情况

一、文献综述

脑卒中作为严重危害人类健康和生命安全的疾病,近年来成为国内外研究热点。我国多位学者的研究显示[1][2][3][4],无论是普通人群、高危人群还是脑卒中患者,对脑卒中防治知识的掌握水平不高,掌握程度普遍偏低。目前在职职工接触到的脑卒中防治知识教育是不全面、不充分的,所以需要对在职职工加强脑卒中健康教育,达到提高脑卒中防治知识掌握率的目的,以充分调动个体、群体的积极性。脑卒中的高致残率、高死亡率与人们对脑卒中知识了解不足导致的院前延迟有关。正确认识脑卒中相关危险因素和警告标志等已被证明对脑卒中预防和预后及医院的早期干预有相当大的影响[5]。40~60 岁在职职工作为承担家庭责任的核心支柱,其身体素质逐渐成为社会关注的重点[6][7],故需更好地

---

[1] 牟春英,屈彦,刘茹,等. 西安某三甲医院中风患者预防知识现状及影响因素调查 [J]. 预防医学情报杂志,2019,35 (11).

[2] 杨珊珊,何金爱. 社区人群对中风知识认知和就医行为调查 [J]. 齐鲁护理杂志,2018,24 (5).

[3] 齐玉梅,张若琳,王生锋,等. 云南楚雄地区脑卒中高危人群相关知识知晓情况及影响因素调查 [J]. 当代护士(上旬刊),2021,28 (2).

[4] 王倩,支晓,武鹏,等. 医院-社区协同健康管理模式在脑卒中高危人群中的干预效果研究 [J]. 中国全科医学,2017,20 (26).

[5] 吴雪影,隋韶光,刘洋,等. 急性脑梗死患者超早期急诊溶栓决策延迟的现状及影响因素分析 [J]. 医学与哲学,2018,39 (10).

[6] 付瑞东,吴静,梁晓峰. 北京市在职职工每天健走运动时间特征及运动达标率相关因素研究 [J]. 首都公共卫生,2019,13 (2).

[7] 廖佩花,张俊,艾依热提·买买提,等. 新疆职业人群慢性病患病情况与影响因素分析 [J]. 中国健康教育,2021,37 (6).

了解该类人群脑卒中防治知识的掌握情况。脑卒中的疾病负担越来越大，全世界对脑卒中的研究越来越多，但针对在职职工脑卒中防治的研究却较少，且存在脑卒中健康教育形式单一的问题[①]。

因此，了解在职职工的脑卒中防治知识掌握情况及影响因素，重点分析知识来源对脑卒中防治知识掌握情况的影响，有利于有针对性地开展脑卒中宣教工作，为相关部门开展在职职工脑卒中防治工作提供科学依据。

二、数据分析

（一）脑卒中防治相关知识来源

在职职工脑卒中防治相关知识主要来源于网络（76.60%），其次是广播/电视/手机等网络媒体（61.60%），说明在职职工主要通过网络媒体获取知识。排第三的来源是医务人员（36.90%），相比网络媒体差距较大。而通过宣传板报（16.40%）和医学书籍（18.50%）、专家讲座（18.50%）获取脑卒中防治知识的人较少。在职职工脑卒中防治相关知识来源见图1-3-1。

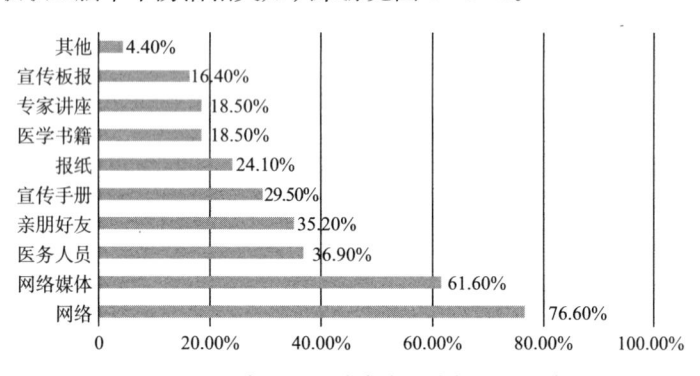

来源	百分比
其他	4.40%
宣传板报	16.40%
专家讲座	18.50%
医学书籍	18.50%
报纸	24.10%
宣传手册	29.50%
亲朋好友	35.20%
医务人员	36.90%
网络媒体	61.60%
网络	76.60%

图1-3-1 在职职工脑卒中防治相关知识来源

---

① 温俊程，曹春水. 我国脑卒中社区管理中存在的问题及对策探讨[J]. 中国全科医学，2019，22（20）.

(二) 在职职工脑卒中防治相关知识掌握情况和脑卒中防治知识各维度掌握情况

1. 脑卒中防治相关知识掌握情况

在职职工脑卒中防治相关知识得分中位数为14（9，18）分，<20分（未掌握）占比82.2%，≥20分（掌握）占比17.8%。正确率排前三的问题依次为："40岁以上人群是否应定期体检？"（90.3%），"出现脑卒中早期症状，是否应及时就医？"（84.3%），"当高血压患者血压控制得较好的时候，是否可以停止用药？"（73.3%）。正确率排后三的问题依次为："低密度脂蛋白是不是被称为'好的'胆固醇？"（17.9%），"高血压患者是否一定有头晕、头痛、心慌等症状？"（24.5%），"BMI≥28kg/m² 是否为肥胖？"（35.3%）。

在职职工脑卒中防治相关知识掌握情况见表1-3-1。

表1-3-1 在职职工脑卒中防治相关知识掌握情况

脑卒中防治相关知识	正确	正确率（%）
血压≥140/90mmHg是不是高血压？	1816	62.6
空腹血糖>7.0mmol/L是不是高血糖？	1219	42.0
多饮、多食、多尿和体重减轻是不是糖尿病的早期症状？	1430	49.3
低密度脂蛋白是不是被称为"好的"胆固醇？	521	17.9
房颤是不是会增加脑卒中的风险？	1237	42.6
突发一侧面部或肢体麻木无力、口嘴歪斜流涎是不是脑卒中的早期症状？	1993	68.7
突发视物模糊或失明是不是脑卒中的早期症状？	1413	48.7
突发语言表达或理解困难是不是脑卒中的早期症状？	1851	63.8

续表1-3-1

脑卒中防治相关知识	正确	正确率（%）
突发严重的不明原因头痛、呕吐是不是脑卒中的早期症状？	1432	49.3
出现脑卒中早期症状，是否应及时就医？	2448	84.3
40岁以上人群是否应定期体检？	2620	90.3
当高血压患者血压控制得较好的时候，是否可以停止用药？	2129	73.3
当糖尿病患者血糖控制得较好的时候，是否可以停止用药？	2071	71.3
高血压药物是否可以隔日服用来减轻不良反应？	1715	59.1
糖尿病药物是否可以隔日服用来减轻不良反应？	1673	57.6
肥胖者减轻体重是否可以降低脑卒中发病风险？	1526	52.6
高血压是否与脑卒中密切相关？	1968	67.8
糖尿病是否与脑卒中密切相关？	1155	39.8
吸烟是否与脑卒中密切相关？	1311	45.2
高血压患者是否一定有头晕、头痛、心慌等症状？	710	24.5
成年人每天食盐摄入标准是不超过5g吗？	1859	64.0
成年人每天食用油摄入标准是不超过25g吗？	1596	55.0
每天酒精摄入量是否为女性不超过15g，男性不超过25g（高度白酒一两）？	1432	49.3
糖尿病患者是否只需要控制甜食的摄入？	1294	44.6
BMI≥28kg/m² 是否为肥胖？	1026	35.3

2. 在职职工脑卒中防治知识各维度掌握情况

在职职工脑卒中防治知识各维度掌握率，以慢性病服药行为最高（45.5%），其余分别为脑卒中发作先兆（35.3%）、核心知识（35.2%）、生活行为相关知识（18.7%）、总知识（17.8%）、脑卒中相关危险因素（14.1%）和慢性病相关知识（1.6%）。其中核心知识得分为6（3，8）分，总掌握率为35.2%；总知识得分为14（9，18）分，总掌握率为17.8%，远低于普通居民的掌握率（55.2%）[①]。这提示在职职工的脑卒中防治知识缺乏，存在较大提升空间。40~60岁在职职工脑卒中防治知识掌握率最低的为慢性病相关知识（1.6%），最高的为慢性病服药行为（45.5%）。

在职职工脑卒中防治知识各维度掌握情况见表1-3-2。

表1-3-2　在职职工脑卒中防治知识各维度掌握情况（$n=2903$）

知识维度	满分	$M（P_{25}，P_{75}）$	掌握人数	掌握率（%）
慢性病服药行为	4	3（2，4）	1322	45.5
脑卒中发作先兆	5	4（1，5）	1025	35.3
生活行为相关知识	4	2（1，3）	544	18.7
脑卒中相关危险因素	5	3（1，4）	409	14.1
慢性病相关知识	7	3（2，4）	47	1.6
核心知识	10	6（3，8）	1022	35.2
总知识	25	14（9，18）	517	17.8

（三）脑卒中防治总知识和核心知识的影响因素分析

1. 总知识的影响因素分析

把单因素分析有统计学意义者纳入多因素Logistic回归分析，结果显示，在职职工脑卒中防治总知识掌握率与性别、文化程度、职业、糖尿病家族史、高血压家族史、脑卒中家族史、知

---

① 孙妍，谢林峻，郭丽霞，等. 成都市居民脑卒中急救知识知晓情况及健康教育效果[J]. 护理学杂志，2021，36（14）.

识来源于广播/电视/手机等网络媒体、知识来源于一般纸质书报、知识来源于医学书籍等有关。

女性总知识掌握率（23.6%）高于男性（15.8%）。文化程度为大专及以上是脑卒中总知识掌握率高的促进因素；脑卒中总知识掌握率，文化程度小学及以下者为2.0%，初中者为6.3%，中专/高中者为12.1%，大专及以上者为21.8%。不同职业人群的脑卒中总知识掌握率有差异，掌握率从低到高依次为其他技术人员（14.2%）、其他管理人员（21.1%）、教师及医务人员（24.9%）、公务员（29.2%）。

脑卒中总知识掌握率，有糖尿病家族史者（26.2%）高于没有糖尿病家族史者（15.8%），有高血压家族史者（22.6%）高于没有高血压家族史者（15.0%），有脑卒中家族史者（32.4%）高于没有脑卒中家族史者（17.3%）。

脑卒中总知识掌握率，有广播/电视/手机等网络媒体类途径来源者（18.7%）高于没有者（8.7%），有一般纸质书报类途径来源者（22.9%）高于没有者（14.2%），有医学书籍类途径来源者（32.7%）高于没有者（14.5%）。

2. 核心知识的影响因素分析

把单因素分析有统计学意义的人群纳入多因素Logistic回归分析，结果显示，在职职工脑卒中防治核心知识掌握率与性别、文化程度、职业、年收入、糖尿病家族史、脑卒中家族史、知识来源途径数3条及以上、知识来源于广播/电视/手机等网络媒体、知识来源于医学书籍、参加健康管理等有关。

女性核心知识掌握率（42.1%）高于男性（32.8%）。文化程度越高，脑卒中核心知识掌握率越高，文化程度为小学及以下者脑卒中核心知识掌握率为7.8%，初中者脑卒中核心知识掌握率为23.8%，中专/高中者脑卒中核心知识掌握率为29.6%，大专及以上者脑卒中核心知识掌握率为39.4%。其他技术人员的脑卒中核心知识掌握率最低（30.8%），教师及医务人员的脑卒中核心知识掌握率为40.5%，其他管理人员的脑卒中核心知识掌握率为40.7%，公务员的脑卒中核心知识掌握率为45.2%。年收入越高，脑卒中核心知识掌握率越高，年收入<5万元者脑卒中核心知识掌握率为28.6%，5万~9万元者为34.3%，≥10万元者为41.9%。

脑卒中核心知识掌握率，有糖尿病家族史者（43.0%）高于没有者（33.4%），有脑卒中家族史者（56.9%）高于没有者（34.4%）。

知识来源途径有3条及以上的在职职工脑卒中核心知识掌握率（45.9%）高于3条以下者（29.6%），有广播/电视/手机等网络媒体类途径者（36.6%）高于没有者（20.9%），有医学书籍类途径者（51.6%）高于没有者（31.5%）。

脑卒中核心知识掌握率，参加健康管理者（43.9%）高于未参加健康管理者（32.5%）。

脑卒中知识掌握率影响因素的Logistic回归分析见表1-3-3。

表1-3-3 脑卒中知识掌握率影响因素的Logistic回归分析（$n=2903$）

变量	分组	总知识掌握率 OR（95%CI）	P	核心知识掌握率 OR（95%CI）	P
性别	男	1（Ref）	/	1（Ref）	/
	女	1.441（1.153~1.802）	<0.001	1.327（1.102~1.599）	0.003
文化程度	小学及以下	1（Ref）	/	1（Ref）	/
	初中	2.975（0.387~22.881）	0.295	3.409（1.176~9.885）	0.024
	中专/高中	5.206（0.701~38.686）	0.107	4.137（1.448~11.818）	0.008
	大专及以上	7.897（1.074~58.072）	0.042	4.827（1.700~13.708）	0.003

续表1-3-3

变量	分组	总知识掌握率 OR（95%CI）	P	核心知识掌握率 OR（95%CI）	P
职业	公务员	1（Ref）	/	1（Ref）	/
	教师及医务人员	0.680（0.441～1.050）	0.082	0.804（0.546～1.184）	0.269
	其他技术人员	0.532（0.391～0.725）	<0.001	0.716（0.549～0.935）	0.014
	其他管理人员	0.693（0.505～0.951）	0.023	0.924（0.700～1.219）	0.574
	其他人员	0.486（0.348～0.680）	<0.001	0.723（0.545～0.960）	0.025
年收入（万元）	<5	/	/	1（Ref）	/
	5～9	/	/	1.091（0.879～1.354）	0.428
	≥10	/	/	1.340（1.059～1.696）	0.015
糖尿病家族史	无	1（Ref）	/	1（Ref）	/
	有	1.658（1.307～2.102）	<0.001	1.412（1.156～1.724）	<0.001
高血压家族史	无	1（Ref）	/	/	/
	有	1.268（1.028～1.563）	0.026	/	/
脑卒中家族史	无	1（Ref）	/	1（Ref）	/
	有	1.848（1.164～2.932）	0.009	2.251（1.478～3.429）	<0.001
知识来源途径3条及以上	否	/	/	1（Ref）	/
	是	/	/	1.366（1.131～1.651）	0.001
广播/电视/手机等网络媒体	否	1（Ref）	/	1（Ref）	/
	是	1.739（1.094～2.764）	0.019	1.698（1.215～2.374）	0.002
一般纸质书报	否	1（Ref）	/	/	/
	是	1.373（1.115～1.690）	0.003	/	/

续表1-3-3

变量	分组	总知识掌握率 OR（95%CI）	P	核心知识掌握率 OR（95%CI）	P
医学书籍	否	1 (Ref)	/	1 (Ref)	/
	是	2.238 (1.775~2.821)	<0.001	1.702 (1.363~2.124)	<0.001
参加健康管理	否	/	/	1 (Ref)	/
	是	/	/	1.312 (1.087~1.584)	0.005

本研究发现，脑卒中总知识掌握率和核心知识掌握率均与性别、文化程度、职业、糖尿病家族史、脑卒中家族史、知识来源途径是否有广播/电视/手机等网络媒体、知识来源途径是否有医学书籍有关。

脑卒中总知识掌握率和核心知识掌握率，女性均高于男性，同王禹婷等[1]研究的结论一致，其原因可能是女性的健康意识更强，女性心思细腻从而关注更多，掌握更深层次的知识。和公务员相比，其他技术人员及其他管理人员的脑卒中总知识及核心知识掌握率更低。原因可能是和公务员相比，其他技术人员或其他管理人员的文化素养水平更低、接触的知识及渠道更少。不过，单位体检项目越来越完善也间接提高了在职职工对健康的关注度，从而提高了知识掌握率[2][3]。高血压家族史、糖尿病家族史和脑卒中家族史与在职职工脑卒中总知识掌握率和核心知识掌握率密切相关，可能是由于有家族史者的发病情况更容易引发其对

---

[1] 王禹婷，雷亚莉，祝愿，等．成都市某医院体检人群脑卒中相关知识的调查研究[J]．成都医学院学报，2018，13（3）．
[2] 李泽花．中青年脑卒中患者健康素养与领悟社会支持对疾病不确定感的影响[D]．沈阳：中国医科大学，2022．
[3] 惠嘉丽，艾祝宁．健康体检中对高血压人群健康教育提高自我保健能力的效果[J]．山西医药杂志，2021，50（4）．

脑卒中的关注，使其更容易从现实生活中获得脑卒中的有关知识。通过网络媒体和医学书籍获取脑卒中知识的人群知识掌握率更高，这可能与网络媒体作为新时代的标志产物，已成为在职职工获取脑卒中知识的有效途径，而医学书籍作为专业知识载体，其知识更具准确性和可靠性有关。

此外，脑卒中总知识掌握率还与高血压家族史、知识来源途径是否有一般纸质书报有关。这可能与高血压作为脑卒中发病最重要的危险因素，有高血压家族史的人群防治脑卒中的自觉意识更强，为预防脑卒中而掌握更多的知识有关[1]。同时提示一般纸质书报类作为传统宣教形式仍是中年在职职工获得脑卒中知识的有效途径。

年收入、知识来源途径3条及以上和参加健康管理的人群的脑卒中核心知识掌握率更高。收入较高的在职职工，由于经济条件较好，其主动进行健康体检的意识强，获取到的知识更多。知识来源途径数越多的人群，其脑卒中知识掌握得越多。参加健康管理的人群可能更容易获得自身健康资料，更重视自身健康情况，这促进了对脑卒中核心知识的学习，提高了脑卒中核心知识掌握率[2]。

因此，掌握并正确运用脑卒中知识，正确认识自身健康状况，关注自身家族史，有助于预防脑卒中的发生，达到早发现、早诊断、早治疗的目的；加强运动，注意戒烟限酒以及积极参加健康管理和脑卒中知识讲座，可提高脑卒中知识掌握率。社区、医院、单位应加大脑卒中知识宣传力度，有效提高在职职工就诊

---

[1] 孙妍，谢林峻，郭丽霞，等. 成都市居民脑卒中急救知识知晓情况及健康教育效果[J]. 护理学杂志，2021，36（14）.
[2] 胡欢欢，郑静，李冬梅，等. 卒中健康管理门诊的建立与实践效果研究[J]. 解放军护理杂志，2021，38（2）.

及时性[1]，着重提高对脑卒中预警症状的识别能力，正确识别脑卒中早期症状，减少治疗延迟带来的不良健康事件并改善脑卒中预后[2]。

三、思考与总结

（一）在职职工脑卒中总知识和核心知识水平有待提高

提高在职职工脑卒中总知识和核心知识水平，可从以下几个方面入手：

1）制定在职职工脑卒中防治的健康教育和健康促进策略和措施。

2）加强临床医务人员脑卒中相关知识培训，增强其对脑卒中防治的认知和健康教育能力，提高在职脑卒中高危人群的筛查率[3]。

3）开展在职职工脑卒中防治知识健康教育，提高在职职工脑卒中防治知识水平，使其形成积极正确的信念与态度，主动采取有益于健康的行为[4]。

4）通过健康教育逐步改变在职职工的不良生活习惯，使其建立健康科学的生活方式，从根本上提高身体素质，控制疾病的发生和发展。

---

[1] 李成. 社区定期体检以及脑卒中相关知识认知对溶栓治疗延迟的影响［J］. 中国社区医师，2019，35（26）.
[2] 黄远桃，李梅芳，王清勇，等. 区域性脑卒中综合性防治体系构建的问题与对策［J］. 湖南中医药大学学报，2019，39（2）.
[3] 申晓芬，倪伟，王莉，等. 医务人员对脑卒中筛查知识的认知与筛查率的相关性研究［J］. 现代医药卫生，2021，37（3）.
[4] 石红丽，王巧，姥佩佩，等. 徐州市社区缺血性脑卒中患者二级预防知识行为现状及影响因素研究［J］. 现代预防医学，2018，45（4）.

（二）加强重点人群的脑卒中防治健康教育

性别、文化程度、收入、职业、脑卒中家族史、糖尿病家族史、高血压家族史、知识来源途径和参加健康管理是脑卒中知识水平的影响因素（$P<0.05$），该结果与既往研究基本一致[1]。这提示男性、低文化水平、低收入、无慢性病家族史、知识来源途径狭窄以及未参加健康管理的人群是脑卒中防治知识缺乏的重点人群。加强重点人群的脑卒中防治健康教育要注意以下几个方面：

1) 对重点人群进行健康教育和个性化指导。

2) 向在职职工提供个性化的健康咨询、运动指导、专家讲座等多元化健康管理服务项目，最大限度地保障在职职工获取健康知识的权益。

3) 建议社区、单位带领和鼓励在职职工在工作之余进行规律的有氧运动，如打太极拳等，长期规律地打太极拳能有效降低脑卒中的发病风险[2]，还可以组织运动比赛，以调动在职职工的兴趣和积极性。

（三）提高在职职工健康知识来源途径的可及度、信赖度及接受度

本研究发现，通过一般纸质书报、广播/电视/手机等网络媒体和医学书籍途径获得脑卒中相关知识的在职职工认知水平更高。这提示一般纸质书报作为传统宣教形式仍是在职职工获得脑卒中知识的有效途径；网络媒体作为新时代的标志产物，已成为

---

[1] 王禹婷，雷亚莉，祝愿，等. 成都市某医院体检人群脑卒中相关知识的调查研究[J]. 成都医学院学报，2018，13（3）.

[2] 郑国华，郑欣，李俊喆，等. 太极拳运动对社区缺血性脑卒中高危人群颈动脉功能的影响研究[J]. 中国全科医学，2018，21（22）.

在职职工获取脑卒中知识的有效途径；而医学书籍作为专业知识载体，相比于其他知识来源宣教更有效。这表明对在职职工进行脑卒中健康教育需要重视知识来源的正确性和可靠性，要强调便利性和专业性。提高在职职工健康知识来源途径的可及度、信赖度及接受度，可从以下几个方面入手：

1）社区、医院、单位可在休闲区设置脑卒中专栏，放置有关医学书籍供在职职工阅读。

2）可由专业人员编辑制作脑卒中预防、控制和治疗相关的报纸、刊物和科普宣传手册，由社区、医院、单位发放给在职职工。

3）针对在职职工工作繁忙的特点，可由社区、医院等开设健康教育网络平台，通过广播/电视/手机等网络媒体宣传脑卒中健康知识[1][2]。利用网络平台实时发送视频、图片、文字等，给予在职职工最大的便利，以提高在职职工获取知识的途径的可及度。如由单位组织建立网络群聊，可在其中监督在职职工的日常生活习惯、运动情况等；可通过医院微信公众号推送相关专业科普文章，并对在职职工脑卒中知识掌握情况进行定期考察[3]。

4）社区、医院可给在职职工提供健康咨询和个性化指导。

5）一旦发现在职职工出现脑卒中早期症状，可提醒其及时到专业医生处就医，做到"早发现、早诊断、早治疗"。

总之，社区、医院、单位可根据本研究结果制订全面的健康教育方案，充分利用纸质书报、网络媒体、医学书籍对在职职工

---

[1] 史月. 公立医院利用微信公众平台开展健康教育的应用探讨［J］. 中国健康教育，2021, 37（6）.

[2] 娄阁，李辉，张吉玉，等. 社区慢性病患者健康管理APP使用现状及影响因素分析［J］. 中国慢性病预防与控制，2021, 29（5）.

[3] 杨明莹，王会笑，和茵，等. 微信在缺血性脑卒中患者院外康复护理中的应用及效果［J］. 中华护理教育，2019, 16（4）.

尤其是对男性、医学教育专业以外、低文化水平、无慢性病家族史和缺乏运动的人群进行全方位宣教，把健康领域的多方力量和资源聚合，形成健康环境，以提高在职职工对脑卒中的认知水平。

第四节　在职职工吸烟和运动情况

一、文献综述

随着社会发展，经济水平提升，在职职工的物质生活条件提高，然而不健康的生活方式也逐渐开始流行。《2013国民健康报告》指出，不良的行为生活方式是造成慢性病的"主凶"，占疾病形成原因的60%[1]。WHO指出[2]，心脑血管疾病、恶性肿瘤、呼吸系统疾病等与缺乏运动锻炼、不健康饮食、吸烟、酗酒等有关。

WHO发布的数据显示，烟草每年导致800多万人死亡，其中包括约130万暴露于二手烟的非吸烟者[3]。陈菌的研究提示[4]，吸烟会导致内皮功能障碍和损伤，促进不稳定斑块生成，增加斑块血栓形成，增强血小板聚集，并产生高凝状态，同时伴有纤溶

---

[1]　《中国防治慢性病中长期规划（2017—2025年）》[EB/OL].（2017-02-21）[2024-11-17] https://www.gov.cn/xinwen/2017-02/21/content_5169669.htm.

[2]　Noncommunicable diseases [EB/OL].（2023-09-16）[2024-11-17] https://www.who.int/zh/news-room/fact-sheets/detail/noncommunicable-diseases.

[3]　Tobacco [EB/OL].（2023-07-13）[2024-11-17]. https://www.who.int/news-room/fact-sheets/detail/tobacco.

[4]　陈菌. 老年缺血性脑卒中患者戒烟现状及其影响因素分析 [D]. 沈阳：中国医科大学，2023.

功能受损。吸烟可能会导致脑部血管硬化，促进血液凝集，加重血管病变，从而增加脑卒中发生概率。王小璐等的研究显示，2019年，中国归因于烟草暴露的缺血性脑卒中年龄标准化死亡率（ASMR）和年龄标准化伤残调整生命年率（ASDR）分别为10.64/10万和239.39/10万，均高于全球平均水平（分别为5.85/10万和140.23/10万）[1]。汤洪秀等和孙宁等的调查显示[2][3]，吸烟者发生脑卒中的风险是不吸烟者2~4倍。《中国吸烟危害健康报告2020》显示，吸烟者的吸烟量越大、时间越长，脑卒中发病风险就越高。戒烟能有效降低吸烟者脑卒中的发病风险[4]。调查表明[5]，被动吸烟的居民患脑卒中风险为非被动吸烟居民的3.361倍，在消除吸烟和被动吸烟后，脑卒中的患病率分别下降44.19%和33.25%。由此可见，无论是主动吸烟还是被动吸烟，脑卒中患病的危险性都将增加。《中国防治慢性病中长期规划（2017—2025年）》[6]提到，戒烟要作为我国慢性病预防控制管理的重要措施。可见，吸烟对于脑卒中的影响较为严重，应当通过减少吸烟以及戒烟等措施来减少脑卒中对健康的影响，加强对脑卒中高危人群的保护。

---

[1] 王小璐，侯帅，张一峰，等. 1990~2019年中国归因于烟草暴露的缺血性脑卒中疾病负担及其变化趋势分析［J］. 中国循环杂志，2024，39（11）.
[2] 汤洪秀，王佳，曾艺，等. 吸烟、脑卒中家族史对脑卒中患病的交互作用分析［J］. 实用预防医学，2023，30（7）.
[3] 孙宁，黄富表，叶婷. 青壮年脑卒中患者不良生活方式调查［J］. 中国康复理论与实践，2022，28（1）.
[4] 王辰，肖丹，池慧.《中国吸烟危害健康报告2020》概要［J］. 中国循环杂志，2021，36（10）.
[5] 申静蓉. 云南省白族居民烟草暴露的流行现状及吸烟相关脑卒中对家庭经济的影响研究［D］. 昆明：昆明医科大学，2022.
[6] 国务院办公厅印发《中国防治慢性病中长期规划（2017—2025年）》［EB/OL］.（2017-02-14）［2021-10-20］http://www.gov.cn/xinwen/2017-02/14/content_5167942.htm.

2022年全民运动情况调研发现，我国 7 岁及以上年龄人群中，每周至少参加 1 次体育锻炼的人数比例为 67.5%，较 2014 年增长 18.5%。以 1 周作为观察周期，有意识主动参加体育锻炼的人群每周平均健身 2.52 天，每周平均健身累计时长为 99~120 分钟[1]。美国心脏协会/美国中风协会指出，经常运动的人群比缺乏运动的人群脑卒中发病风险下降 25%~30%[2]。娄阁等[3]的研究发现与低强度身体活动者相比，高强度身体活动者脑卒中发病风险降低 63.1%。瑞典的一项队列研究发现，控制体重、参加体育活动以及不吸烟等健康生活方式使患有慢性病或心脏病的人群脑卒中发病风险显著降低[4]。脑卒中防治的关键在于早期识别和干预危险因素，减少脑卒中相关危险因素的暴露。适量运动可以改善心肺功能，降低血压、血糖、血脂等，减少肥胖等的发生，进而降低脑卒中发病风险。

因此，了解在职职工的吸烟和运动情况及其影响因素，有助于采取措施帮助在职职工树立健康意识，改变不良行为生活方式，预防心脑血管疾病的发生。

---

[1] 2022 国民健身趋势报告［EB/OL］.（2022—08—10）［2024—11—17］http://www.sport.gov.cn/n20001280/n20001265/n20066978/c24565130/content.html.

[2] O'donnell MJ, chin SL, Rangarajan S, et al. Global and regional effects of potentially modifiable risk factors associated with acute stroke in 32 countries (INTERSTROKE): a case-control study [J]. Lancet (London, England), 2016, 388 (10046).

[3] 娄阁，李思萱，龚清海，等. 基于人群的身体活动水平与脑卒中发病风险的队列研究［J］. 中华流行病学杂志，2021, 42 (6).

[4] Larsson SC, Åkesson A, Wolk A. Primary prevention of stroke by a healthy lifestyle in a high-risk group [J]. Neurology, 2015, 84 (22).

二、数据分析

（一）在职职工吸烟情况及影响因素分析

1. 吸烟情况

在职职工中，不吸烟人群占 54.9%，吸烟人群占 36.5%，已戒烟人群占 8.6%。从烟龄来看，0（不吸烟/已戒烟）的构成比为 63.7%，<15 年、15~29 年、≥30 年的构成比分别为 4.8%、16.9%、14.6%。从每天吸烟支数来看，1~14 支、≥15 支的构成比分别为 13.9%、22.3%。被动吸烟的构成比为 44.3%。在筛查出的 1077 名在职脑卒中高危人群中，吸烟人群占 66.8%，不吸烟人群占 26.6%，已戒烟人群占 6.6%。其吸烟占比远高于四川省 40 岁及以上常住居民吸烟占比（15.4%）[1]和成都市脑卒中高危人群吸烟占比（26.4%）[2]。这提示该地区在职脑卒中高危人群吸烟情况较为严重，其原因可能是目标人群的工作特性、过于繁忙的工作以及工作压力较大等。在职职工吸烟现况见表 1-4-1。

表 1-4-1 在职职工吸烟现况

变量	分组	在职职工 人数	构成比（%）
吸烟现况	不吸烟	1594	54.9
	吸烟	1060	36.5
	已戒烟	249	8.6

---

[1] 董婷，成姝雯，胥馨尹，等. 四川省 40 岁及以上居民脑卒中患病情况及影响因素分析 [J]. 预防医学情报杂志，2022，38（4）.

[2] 谢艳，何春渝，张坤，等. 社区脑卒中高危人群健康素养的潜在剖面分析及其影响因素研究 [J]. 成都医学院学报，2025（1）.

续表1-4-1

变量	分组	在职职工 人数	构成比（%）
烟龄（年）*	0（不吸烟/已戒烟）	1843	63.7
	<15	140	4.8
	15~29	488	16.9
	≥30	422	14.6
每天吸烟支数（支）*	0（不吸烟/已戒烟）	1843	63.8
	1~14	403	13.9
	≥15	644	22.3
被动吸烟*	无/偶尔	1252	55.7
	有	995	44.3

注：* 部分数据缺失，分析用有效数据。

本研究发现在职职工吸烟检出率高（36.5%），远超过2022年韩郭茵等在广东省某社区（18.6%）[1]、2022年王丞迪等在郑州市金水区（18.4%）[2]、2023年汤洪秀等在重庆市渝中区（8.85%）[3]的研究结果。这可能与不同地区人群构成不同，同时，随着现代快节奏的生活不断更迭，中青年生活压力不断增大，其更多选择通过吸烟、饮酒等来缓解疲劳与压力[4]有关。在职职工的被动吸烟检出率为44.3%，远超过申静蓉在云南省

---

[1] 韩郭茵，黄奕敏，赖锦佳，等. 脑卒中高危人群不良生活方式行为特征的潜在类别分析[J]. 现代预防医学，2023，50（19）.

[2] 王丞迪，行君. 郑州市金水区≥40岁居民脑血管病高危人群检出现状及危险因素研究[J]. 华南预防医学，2023，49（6）.

[3] 汤洪秀，王佳，曾艺，等. 吸烟、脑卒中家族史对脑卒中患病的交互作用分析[J]. 实用预防医学，2023，30（7）.

[4] 李春景，刘蕾，吴薇，等. 中青年发生缺血性脑卒中相关危险因素分析[J]. 沈阳医学院学报，2023，25（2）.

(21.1%)的调查结果[①]。因此需要加强在职职工控烟戒烟的健康教育,使在职职工减少吸烟量并且逐渐戒烟,约束自我行为,保证在公共场合不吸烟,以免对自己或他人的身体健康造成危害。未吸烟者应避免吸入二手烟,降低主动吸烟和被动吸烟的概率,从而降低脑卒中的发病风险。

2. 在职职工吸烟情况的影响因素分析

把单因素分析有统计学意义者纳入多因素 Logistic 回归分析,结果显示,在职职工吸烟情况与性别、年龄、职业、饮酒、运动、三餐规律、水果摄入(天/周)、核心知识掌握情况有关。影响在职职工吸烟的多因素 Logistic 回归分析见表 1-4-2。

表 1-4-2　影响在职职工吸烟的多因素 Logistic 回归分析

变量	分组	OR (95%CI)	P
性别	男	1 (Ref)	/
	女	0.027 (0.014~0.054)	<0.001
年龄(岁)	40~44	1 (Ref)	/
	45~49	1.395 (1.043~1.865)	0.025
	50~54	1.550 (1.137~2.114)	0.006
	≥55	1.766 (1.248~2.498)	0.001
职业	公务员	1 (Ref)	/
	教师及医务人员	1.294 (0.735~2.279)	0.372
	其他专业技术人员	1.726 (1.208~2.465)	0.003
	其他管理人员	1.599 (1.083~2.359)	0.018
	其他人员	2.359 (1.621~3.433)	<0.001

[①] 申静蓉. 云南省白族居民烟草暴露的流行现状及吸烟相关脑卒中对家庭经济的影响研究 [D]. 昆明:昆明医科大学,2022.

续表1-4-2

变量	分组	OR (95%CI)	P
饮酒	不饮酒	1 (Ref)	/
	已戒酒	0.981 (0.586~1.642)	0.941
	饮酒	1.347 (1.061~1.711)	0.014
运动	不缺乏	1 (Ref)	/
	缺乏	1.394 (1.118~1.738)	0.003
三餐规律	能	1 (Ref)	/
	基本能	1.081 (0.841~1.319)	0.542
	不能	2.813 (1.569~5.041)	<0.001
水果摄入（天/周）	≥5	1 (Ref)	/
	3~4	1.147 (0.868~1.516)	0.334
	≤2	2.214 (1.725~2.842)	<0.001
核心知识掌握情况	否	1 (Ref)	/
	是	0.767 (0.609~0.965)	0.024

女性吸烟率（1.3%）显著低于男性（48.7%）。年龄越大，吸烟率越高，≥55岁组（48.4%）高于50~54岁组（43.6%），高于45~49岁组（33.5%），高于40~44岁组（27.8%）。不同职业人群的吸烟率，其他专业技术人员（42.4%）和其他管理人员（38.3%）的吸烟率更高，其次是公务员（28.1%）、教师及医务人员（24.3%）。

不同行为生活方式人群的吸烟率，饮酒者（48.9%）高于已戒酒者（40.5%）和不饮酒者（22.1%）。运动缺乏者（38.7%）高于不缺乏者（32.9%）。不能三餐规律者（60.2%）高于基本能三餐规律者（42.8%）和能三餐规律者（33.5%）。水果摄入≤2天/周者吸烟率（55.9%）最高，其次是3~4天/周者

(31.9%),≥5天/周者最低(24.1%)。

掌握了脑卒中核心知识者（30.3%）吸烟率低于未掌握者（39.9%）。

本研究发现，男性吸烟率高于女性，与多数研究结果一致[1]，其原因可能为男女性的社交方式存在一定程度的差异，男性所承担的社会压力较大[2]。年龄越大的人群吸烟率越高，这与何虎鹏等[3]的研究结果一致，可能是由于高年龄段人群受教育程度普遍较低，对烟草危害认知程度较低。职业对吸烟行为也有影响，其他专业技术人员的吸烟率更高，可能因为其日常工作繁累、生活压力大，多借助烟草缓解疲劳和压力。饮酒人群是吸烟的高频人群，可能是因为喝酒后血液循环会变快，呼吸道表面的毛细血管膨胀，神经递质分泌变多，信息传递到大脑的神经中枢，此时较易引发烟瘾。运动频率对吸烟也有影响，运动频率越高的人群吸烟率越低，可能是因为运动会分泌多巴胺使人放松，感到心情愉悦，降低对吸烟的依赖性。三餐不规律的人群是吸烟的高危人群，可能是由于吸烟抑制了食欲，以及工作压力下无法实现三餐规律。摄入水果频率低的人群吸烟率较高，其原因可能是吸烟会导致对水果的食用欲望降低或休闲娱乐时间有限，经常吸烟的人没时间吃水果。这提示不良饮食行为和吸烟有协同作用。知识水平和吸烟率密切相关，掌握脑卒中核心知识的人群吸烟率更低，其原因可能是这部分人群更加了解吸烟的危害，并且具有较好的自控力，因此吸烟率相对更低。

---

[1] 韩郭茵,黄奕敏,赖锦佳,等.脑卒中高危人群不良生活方式行为特征的潜在类别分析[J].现代预防医学,2023,50(19).
[2] 曹皓玥,孙康宁,谷慧敏,等.2022年济宁市成年人吸烟现状及影响因素分析[J].郑州大学学报（医学版）,2023,58(5).
[3] 何虎鹏,张静,董彩霞,等.甘肃省≥18岁成年居民吸烟现状分析[J].中国公共卫生,2021,37(8).

因此，应加强在职职工的健康教育，使其了解不良行为生活方式的坏处，提高健康生活方式依从性，增强健康管理意识。保持心情舒畅，拥有良好心态，做好个人健康管理以及积极运动，通过劳逸结合、健康饮食、多吃蔬菜和水果，促进戒烟限酒。

（二）在职职工运动情况及影响因素分析

1. 在职职工运动情况现状

在职职工中，缺乏运动的检出率为62.5%；在1077名脑卒中高危人群中，缺乏运动的检出率为80.4%，远高于2020年熊莲莲等在福建宁德地区（62.8%）[1]、2023年谢艳等在成都地区（64.32%）[2]对社区脑卒中高危人群的筛查结果。这提示该地区在职职工脑卒中高危人群缺乏运动的情况较为严重。其原因可能是目标人群的工作特性、过于繁忙的公务以及频繁的应酬等，导致时间缺乏，从而忽视体育锻炼。随着我国科技的不断发展和社会的进步，我国在职职工的劳动强度和总量下降，随着学历和年平均收入的增加，相对来说，重体力劳动占比大幅度降低[3]。此外，本研究进行期间，由于新型冠状病毒感染疫情等因素的影响，居民的体育活动减少[4]。应该积极倡导在职职工利用空闲时间加强体育锻炼，如组织健步走、体育运动比赛等，培养在职职工体育锻炼的意识，从而降低脑卒中的发病风险。

---

[1] 熊莲莲，吴光辉，傅兰勇. 福建省宁德市社区居民脑卒中高危人群筛查结果分析［J］. 中国公共卫生，2020，36（12）.

[2] 谢艳，何春渝，张坤，等. 社区脑卒中高危人群健康素养的潜在剖面分析及其影响因素研究［J］. 成都医学院学报，2025（1）.

[3] 袁帆，陈征，张妍，等. 我国职业人群身体活动现状调查［J］. 中国公共卫生，2018，34（10）.

[4] Faulkner J, O'brien WJ, Mcgrane B, et al. Physical activity, mental health and well-being of adults during initial COVID-19 containment strategies: A multi-country cross-sectional analysis［J］. J Sci Med Sport，2021，24（4）.

2. 在职职工运动缺乏的影响因素分析

把单因素分析有统计学意义者纳入多因素 Logistic 回归分析，结果显示，年龄、文化程度、吸烟情况、参加健康管理、三餐规律、蔬菜摄入（天/周）与运动缺乏相关。

年龄越大，运动缺乏率越低，≥55 岁组（52.2%）低于 50~54 岁组（57.5%），低于 45~49 岁组（64.3%），低于 40~44 岁组（70.2%）。文化程度越高，运动缺乏率越高，大专/本科及以上者（64.2%）高于中专/高中者（61.4%），高于初中者（58.1%），高于小学及以下者（37.3%）。

不同人群运动缺乏率，吸烟者（66.2%）高于不吸烟者（61.3%），高于已戒烟者（54.6%）。基本能三餐规律者（69.0%）高于不能三餐规律者（67.7%），高于能三餐规律者（60.2%）。蔬菜摄入≤2 天/周者运动缺乏率最高（78.7%），其次是 3~4 天/周者（68.2%）、≥5 天/周者（60.6%）。

参加健康管理者的运动缺乏率（57.9%）低于不参加者（64.0%）。

影响在职职工运动的多因素 Logistic 回归分析见表 1-4-3。

表 1-4-3　影响在职职工运动的多因素 Logistic 回归分析

变量	分组	OR（95%CI）	P
年龄（岁）	40~44	1（Ref）	/
	45~49	0.794（0.645~0.977）	0.029
	50~54	0.595（0.473~0.749）	<0.001
	≥55	0.474（0.362~0.620）	<0.001

续表1-4-3

变量	分组	OR（95%CI）	P
文化程度	小学及以下	1（Ref）	/
	初中	2.286（1.220~4.282）	0.010
	中专/高中	2.563（1.390~4.725）	0.003
	大专/本科及以上	3.045（1.680~5.519）	<0.001
吸烟情况	不吸烟	1（Ref）	/
	吸烟	1.316（1.105~1.569）	0.002
	已戒烟	0.879（0.663~1.166）	0.372
参加健康管理	否	1（Ref）	/
	是	0.756（0.630~0.908）	0.003
三餐规律	能	1（Ref）	/
	基本能	1.358（1.121~1.645）	0.002
	不能	1.354（0.851~2.156）	0.201
蔬菜摄入（天/周）	≥5	1（Ref）	/
	3~4	1.215（0.978~1.509）	0.078
	≤2	2.074（1.274~3.377）	0.003

本研究发现，低年龄组人群运动缺乏的风险较高，这可能是由于中年职工大部分为工作单位的中坚力量，工作繁重，压力大，导致运动时间减少。≥55岁的职工退居二线之后，工作压力降低，有更多的时间进行运动锻炼。同时本研究发现文化程度对运动缺乏的影响较大，可能是由于较高文化程度的人群从事脑力劳动较多，长时间久坐导致运动缺乏率较高。吸烟人群也是运动缺乏的高危人群，可能是由于吸烟增加腹部脂肪，特别是内脏

脂肪[①]，导致运动会更加耗费体力，降低运动频率甚至不运动。三餐不规律的人群是运动缺乏的高危人群，可能是由于三餐不规律常引发胃病等疾病，导致身体处于疲乏状态，从而导致不愿意运动。蔬菜食用较少的人群运动缺乏的风险较高，其原因可能是不能给身体提供足够的能量和营养，久而久之就会导致贫血、衰老等营养缺乏的症状，甚至造成骨质疏松，从而导致不愿意运动。

因此，各单位应当重视这些问题并出台相应措施，以保证中年在职职工的运动时间。在职职工要培养个人健康生活能力，做到三餐规律，适量摄入蔬菜和水果，以保证营养均衡，并且戒烟限酒，积极参加体育锻炼，过有意义的健康生活。

三、思考与总结

（一）在职职工吸烟检出情况及影响因素

本研究发现在职职工吸烟检出率较高（36.5%），高危人群吸烟检出率更高（66.8%）。多因素分析发现吸烟检出率主要与性别、年龄、职业、饮酒、运动、三餐规律、水果摄入（天/周）、核心知识掌握情况有关，其中饮酒和不良饮食习惯是最重要的相关危险因素。饮酒人群和不良饮食习惯（不能做到三餐规律、摄入水果较少）人群为重点干预人群。应从在职职工、工作单位和健康管理机构三方面入手，做好以下几方面的工作。

1）在职职工：①控制钠盐摄入，均衡饮食；②戒烟限酒；③合理调整饮食结构，保证三餐规律，保证蔬菜和水果适当摄入；④提高运动意识，加强锻炼；⑤保持健康生活状态，定期进行健康体检和疾病筛查。

[①] 燕声. 吸烟，会让肚子变大［N］. 保健时报，2024-04-04（004）.

2）工作单位：①加强公共场所禁烟管理；②设置吸烟有害健康等宣传警示语；③禁止室内工作场所摆放烟具。

3）健康管理机构：①建立公共场所控烟管理制度；②加强重点人群的健康教育与健康促进工作，进行全面宣教；③开展健康教育，纠正吸烟行为和帮助人们养成清淡饮食的良好膳食习惯；④大力做好宣传工作，开展控烟活动。

（二）在职职工运动缺乏情况及影响因素

本研究发现在职职工的运动缺乏检出率高（62.5%），高危人群的运动缺乏检出率更高（80.4%），多因素分析结果显示，运动缺乏的检出率与年龄、文化程度、吸烟情况、参加健康管理、三餐规律、蔬菜摄入（天/周）均有关，其中年龄、文化程度和不良饮食习惯是较重要的危险因素。因此，应将中年在职职工、文化程度较高人群和不良饮食习惯（不能做到三餐规律、经常外出就餐、蔬菜摄入较少）人群作为重点干预人群。从在职职工、工作单位和健康管理机构三方面入手，做好以下几方面的工作。

1）在职职工：①提升运动锻炼意识，强化运动能力；②倡导健康生活方式，改变不良饮食习惯，戒烟限酒；③增强保健意识，定期体检；④适当释放压力，坚持体育锻炼。

2）工作单位：①建立健全工间健身制度，实现健康生活、健康工作；②设置一定的运动目标，鼓励在职职工参加跑步等活动；③设置合理的休息时间，缓解工作疲劳，提高工作效率。

3）健康管理机构：①加强筛查，做到"早筛查、早预防"；②开展健康科普宣教，加强对脑卒中高危因素的控制和管理；③制订有针对性的合理的运动方案，帮助在职职工提升运动锻炼能力，促使其采取健康生活方式；④建立集宣教、筛查、随访、管理于一体的网络化社区高危筛查体系。

第五节 在职职工肥胖、血脂异常检出情况

一、文献综述

肥胖是机体能量摄入过多或消耗太少，造成体内多余脂肪聚集的一种状态。肥胖是多种疾病的危险因素，会导致高血压、糖尿病、冠心病、恶性肿瘤的发生率升高，严重威胁我国居民的健康安全[1]。随着社会的不断发展，居民生活条件日益改善，肥胖已成为一项全球性的公共卫生问题。中国疾病预防控制中心中国慢性病和风险因素监测（CCDRFS）项目的数据表明，在2004—2018年，中国成年人肥胖患病率从3.1%增加到8.1%[2]。此外，Chen K等的研究[3]发现，截至2023年，中国成年人的肥胖率为14.1%。有研究[4]发现在职职工肥胖检出率一直处于较高水平，且呈上升趋势。因此有必要采取保健干预措施，以预防和管理肥胖及其相关并发症的发生和发展。

高甘油三酯、高总胆固醇、高低密度脂蛋白胆固醇、低高密度脂蛋白胆固醇4项中具有1项及以上者即为血脂异常。高血

---

[1] 迪娜·木合亚提，吕梅霞，木海热姆·杰力力，等. 维吾尔族居民脂肪细胞相关因子与超重、肥胖的关联分析[J]. 预防医学，2021，33（7）.
[2] Wang L, Zhou B, Zhao Z, et al. Body-mass index and obesity in urban and rural China: findings from consecutive nationally representative surveys during 2004-18 [J]. Lancet, 2021, 398.
[3] Chen K, Shen Z, Gu W, et al. Prevalence of obesity and associated complications in China: a cross-sectional, real-world study in 15.8 million adults [J]. Diabetes Obes Metab, 2023, 25 (11).
[4] 张颖，宋小武. 在京某机关工作人员2009—2019年健康体检超重肥胖人群的分析与保健干预[J]. 医学食疗与健康，2021，19（5）.

压、高血糖、高尿酸、肥胖、吸烟等为血脂异常的主要危险因素[1]。随着居民文化程度提升和经济收入增加，测量血压、血糖、血脂的机会和参与医学体检的比例逐渐增加[2]，这有利于居民血脂异常的及时发现。此外，血脂异常还是动脉粥样硬化性心血管疾病（arteriosclerotic cardiovascular disease，ASCVD）和缺血性心脏病（ischemic heart disease，IHD）发生和发展的主要因素之一[3]。谷晓颖[4]发现，总胆固醇、低密度脂蛋白胆固醇、甘油三酯与脑卒中、缺血性脑卒中风险相关，伴随总胆固醇和甘油三酯等指标的上升，脑卒中的发病风险升高。在职职工的健康问题已经成为社会关注的热点，尤其是慢性病发病率正呈低龄化趋势，将造成健康劳动力供给减少，居民生活质量下降，社会疾病负担加重。研究表明[5]，血脂异常也是危害在职职工健康的主要慢性病之一。因此，在职职工应定期参加健康体检，积极改善行为生活方式和合理使用调脂药物，从而有效控制血脂异常[6]。

因此，了解在职职工的肥胖和血脂异常情况及其影响因素，有助于采取措施帮助在职职工树立健康意识，改变不良行为生活方式，预防肥胖和血脂异常，减少心脑血管疾病的发生。

---

[1] 隋小芳，潘桂烨，华玥祺，等. 血脂异常的相关危险因素研究［J］. 中国实验诊断学，2020，24（5）.
[2] 李欣，栾德春，任时，等. 辽宁省成年居民测量体重、血压、血糖、血脂和医学体检状况分析［J］. 中国健康教育，2018，34（12）.
[3] 胡盛寿，高润霖，刘力生，等.《中国心血管病报告2018》概要［J］. 中国循环杂志，2019，34（3）.
[4] 谷晓颖. 中国成人血脂水平与心血管疾病关系的前瞻性研究及血脂非靶向代谢组学分析［D］. 北京：北京协和医学院，2018.
[5] 赵建功，石亚丽，王敏. 北京市西城区在职人群常见慢性病患病现状及危险因素分析［J］. 中国预防医学杂志，2013，14（10）.
[6] 王宇航，沈振亚. 脂代谢对主动脉疾病发生发展及预后的影响［J］. 中华全科医学，2023，21（8）.

二、数据分析

(一) 在职职工肥胖检出情况及影响因素分析

1. 在职职工肥胖现状

在参与调查的 2903 名在职职工中，超重的检出率为 40.9%，肥胖的检出率为 12.2%，中心性肥胖的检出率为 33.5%。这提示在职职工中超过 50% 的人群 BMI 高于正常值 ($18.5\sim24.0\mathrm{kg/m^2}$)，在职职工超重、肥胖和中心性肥胖问题需受到重视。在筛查出的 1077 名在职脑卒中高危人群中，超重和肥胖的检出率分别为 42.2%、28.4%，高于《第五次国民体质监测公报》[1] 中显示的数据（成年人超重率为 35.0%，肥胖率为 14.6%）；中心性肥胖的检出率为 55.3%，高于 Chen K 等[2] 的研究结果。这可能是因为在职职工常外出就餐，饮食不均衡，从而养成长期高盐、高脂、高油的不良饮食习惯，继而导致体内脂肪堆积，引起肥胖。此外，还可能是因为当今时代背景下脑力劳动逐渐代替体力劳动，在职职工夜间活动增加，导致睡眠时间减少和夜间进食频繁，饮食不规律，居家时间较长，久坐和使用电子产品时间增多，使肥胖发生风险增加[3]。

---

[1] 国家国民体质监测中心发布《第五次国民体质监测公报》[EB/OL]. (2022－06－07) (2024－08－12). https://www.sport.gov.cn/n315/n329/c24335066/content.html.

[2] Chen K, Shen Z, Gu W, et al. Prevalence of obesity and associated complications in China: a cross-sectional, real-world study in 15.8 million adults [J]. Diabetes Obes Metab, 2023, 25 (11).

[3] 余海凤. 健康中国视域下我国成人超重肥胖的成因与防治对策研究 [C] //第二届陕西省体育科学大会论文摘要集（专题九），2024.

2. 在职职工肥胖的影响因素分析

把单因素分析有统计学意义者纳入多因素 Logistic 回归分析,结果显示,性别、外出就餐频率、高血压家族史、血脂异常、荤素偏好、水果摄入与肥胖相关。影响在职职工肥胖的多因素 Logistic 回归分析见表 1-5-1。

表 1-5-1　影响在职职工肥胖的多因素 Logistic 回归分析

变量	分组特征	OR（95%CI）	P
性别	男	1（Ref）	/
	女	0.445（0.300-0.661）	<0.001
外出就餐频率（次/周）	0	1（Ref）	/
	1~2	1.347（1.031-1.759）	0.029
	≥3	1.494（1.025-2.177）	0.037
高血压家族史	否	1（Ref）	/
	是	1.539（1.219-1.943）	<0.001
血脂异常	否	1（Ref）	/
	是	2.297（1.761-2.997）	<0.001
荤素偏好	适中	1（Ref）	/
	偏素	0.629（0.409-0.969）	0.035
	偏荤	1.539（1.205-1.966）	0.001
水果摄入（天/周）	≥5	1（Ref）	/
	3~4	1.12（0.819-1.53）	0.478
	≤2	1.415（1.076-1.860）	0.013

肥胖检出率,男性（14.9%）高于女性（4.4%）;有高血压家族史者（15.1%）高于无高血压家族史者（10.5%）。每周外出就餐的次数越多,肥胖检出率越高。外出就餐频率≥3次/周者（19.9%）高于外出就餐频率1~2次/周者（16.6%）,高于

外出就餐频率 0 次/周者（10.2%）。偏荤是肥胖的危险因素，偏素是肥胖的保护因素。肥胖检出率，偏荤者（18.4%）高于荤素搭配适中者（10.1%），高于偏素者（6.4%）。水果摄入≤2 天/周是肥胖的危险因素。肥胖检出率，水果摄入≤2 天/周者（16.9%）高于水果摄入 3~4 天/周者（11.9%）和水果摄入≥5 天/周者（8.9%）。有血脂异常者肥胖检出率（17.4%）高于血脂正常者（6.4%）。

本研究发现，男性的肥胖检出率高于女性，与国内多项研究结果一致[1][2]，可能原因是受社会文化的影响，女性在日常生活中更注重自己的身材管理，而多数男性相较而言对自我的身材管理不如女性要求严格。血脂异常患者的肥胖发生风险也增加，与张帆[3]的研究结果一致，可能是因为高胆固醇和高三酰甘油干扰身体对食物的代谢和能量利用，导致脂肪在体内积累，从而增加肥胖的发生风险。这提示有高血压家族史和血脂异常的人群均为肥胖的高危人群。还有研究发现，在膳食行为上，荤素偏好、每周水果摄入和外出就餐频率均与肥胖相关。偏荤和每周水果摄入≤2 天的人群是肥胖的高危人群，可能是因为肉类食物含有较多的蛋白质、脂肪和胆固醇，长期大量地摄入肉类食物会增加摄入的脂肪和热量，容易导致肥胖问题。水果中含有丰富的膳食纤维、维生素和矿物质，水果摄入不足会导致人体缺乏这些重要营养素，引起营养不均衡。在职职工外出就餐频率越高，肥胖的检

---

[1] 陈莹，洪金涛，翟博，等. 不同指标用于 2020 年上海市 20~59 岁成年人超重与肥胖人群分布评价比较［J］. 体育科研，2023，44（2）.
[2] 郝丽鑫，张兵，王惠君，等. 1989—2018 年我国 15 个省（自治区、直辖市）18~35 岁成年人超重和肥胖变化趋势及流行特征［J］. 环境与职业医学，2022，39（5）.
[3] 张帆. 体质指数正常和肥胖 OSA 与血脂异常的关系［D］. 太原：山西医科大学，2019.

出率越高，与吴函[①]和张晓帆[②]等的研究结果一致，其原因可能是高频率在外就餐者摄入高能量密度食物的机会增加，摄入更多的能量、脂肪和更少的膳食纤维[③]。此外，本研究还发现具有高血压家族史的在职职工肥胖发生风险增加，邵宇涵等[④]的研究发现高血压家族史和肥胖具有交互作用。

肥胖易引发多种并发症，导致患病风险增加和死亡率增加，随着 BMI 的增长，机体素质会逐渐降低，导致身材走样，甚至损害肥胖人群的自尊心，影响其学习、生活和工作[⑤]。因此，为预防和改善在职职工的超重和肥胖，应将在职职工尤其是男性、有高血压家族史和血脂异常的人群作为重点，加强健康教育，指导其积极调整膳食行为，合理饮食，使体重保持在正常范围内，从而更好地降低肥胖的发生风险。

（二）在职职工血脂异常检出情况及影响因素分析

1. 在职职工血脂异常现状

在 2903 名在职职工中，血脂异常的检出率为 52.9%，高于 2012 年的全国 18 岁以上成年人血脂异常检出率（40.4%）[⑥]。在

[①] 吴函，吴岷，郁建国，等. 上海市松江区职业人群在外就餐行为与肥胖的关系［J］. 环境与职业医学，2020，37（10）.

[②] 张晓帆，杜文雯，张继国，等. 中国 6 省 18～65 岁餐馆就餐者在外就餐频率与超重肥胖的关系［J］. 中国健康教育，2020，36（9）.

[③] Gesteiro E, Garcia-Carro A, Aparicio-Ugarriza R, et al. Eating out of home: influence on nutrition, health, and policies: a scoping review［J］. Nutrients, 2022，14（6）.

[④] 邵宇涵，刘丽，赵传国，等. 高血压家族史和肥胖与高血压患病风险性的关联分析［J］. 社区医学杂志，2016，14（21）.

[⑤] 余海凤. 健康中国视域下我国成人超重肥胖的成因与防治对策研究［C］//第二届陕西省体育科学大会论文摘要集（专题九），2024.

[⑥] 顾景范.《中国居民营养与慢性病状况报告（2015）》解读［J］. 营养学报，2016，38（6）.

筛查出的1077名在职脑卒中高危人群中，血脂异常的检出率高达86.1%，远超彭小雪等[1]在兰州城市地区研究报道的63.6%和孙靖伦等[2]在朝阳市农村地区研究报道的46.2%。由此可见，在职职工的血脂异常情况严峻。血脂异常是脑卒中高危人群最常见的危险因素。其原因可能是随着社会经济迅速发展，在职职工的工作方式和工作强度在改变，不规律饮食、外出就餐频率高和高油、高盐、高脂饮食增加了在职职工血脂异常的发生风险。此外，也可能与在职职工的体检频率较高，使血脂异常等一般无临床症状的危险因素检出率更高[3]有关。影响在职职工血脂异常的多因素Logistic回归分析见表1-5-2。

表1-5-2　影响在职职工血脂异常的多因素Logistic回归分析

变量	分组	OR（95% CI）	P
性别	男	1（Ref）	/
	女	0.373（0.291-0.480）	<0.001
年龄（岁）	40~44	1（Ref）	/
	45~49	1.206（0.974-1.494）	0.085
	50~54	1.412（1.109-1.797）	0.005
	≥55	1.404（1.054-1.870）	0.02
年收入（万元）	<5	1（Ref）	/
	5~9	1.061（0.864-1.304）	0.572
	≥10	1.316（1.054-1.644）	0.016

---

[1] 彭小雪，包素娟，王浩玥，等. 兰州地区脑卒中防控数据库中脑卒中高危人群分析［J］. 中国慢性病预防与控制，2018，26（11）.
[2] 孙靖伦，邢立莹，张立敏，等. 朝阳市农村地区≥40岁脑卒中高危人群颈动脉硬化检出情况及其影响因素分析［J］. 中国公共卫生，2023，39（6）.
[3] 李欣，栾德春，任时，等. 辽宁省成年居民测量体重、血压、血糖、血脂和医学体检状况分析［J］. 中国健康教育，2018，34（12）.

续表1-5-2

变量	分组	OR (95% CI)	P
外出就餐频率（次/周）	0	1 (Ref)	/
	1~2	1.289 (1.041－1.597)	0.02
	≥3	1.834 (1.302－2.583)	0.001
荤素偏好	偏荤	1 (Ref)	/
	适中	0.802 (0.664－0.967)	0.021
	偏素	1.071 (0.817－1.403)	0.619
吸烟	不吸烟	1 (Ref)	/
	已戒烟	1.390 (1.136－1.701)	0.001
	吸烟	1.197 (0.873－1.641)	0.264
饮酒	不饮酒	1 (Ref)	/
	已戒酒	1.635 (1.032－2.590)	0.036
	饮酒	0.932 (0.764－1.139)	0.493
运动缺乏	否	1 (Ref)	/
	是	1.381 (1.162－1.641)	<0.001
糖尿病家族史	无	1 (Ref)	/
	有	1.244 (1.003－1.541)	0.047
BMI (kg/m^2)	<24	1 (Ref)	/
	24~28	1.597 (1.311－1.946)	<0.001
	≥28	2.171 (1.530－3.081)	<0.001
中心性肥胖	否	1 (Ref)	/
	是	1.617 (1.288~2.030)	<0.001

2. 在职职工血脂异常的影响因素分析

本研究发现，性别、年龄、年收入、外出就餐频率、荤素偏好、吸烟、饮酒、运动缺乏、糖尿病家族史、BMI和中心性肥胖与血脂异常相关。

血脂异常检出率，男性（62.1%）高于女性（26.4%）。年龄越大，血脂异常检出率越高，≥55岁者（63.3%）高于50～54岁者（58.8%），高于45～49岁者（49.6%），高于40～44岁者（46.6%）。年收入≥10万元是血脂异常的危险因素。血脂异常检出率，年收入≥10万元者（57.0%）高于年收入5万～9万元者（52.0%），高于年收入<5万元者（49.5%）。有糖尿病家族史者血脂异常检出率（57.6%）高于无糖尿病家族史者（51.8%）。

血脂异常检出率与吸烟有关，吸烟者（65.8%）和已戒烟者（63.1%）高于不吸烟者（42.8%）。已戒酒是血脂异常的危险因素，血脂异常检出率，已戒酒者为68.6%，饮酒者为61.1%，不饮酒者为42.1%。运动缺乏是血脂异常的危险因素，运动缺乏者血脂异常检出率（55.3%）高于运动不缺乏者（49.0%）。每周外出就餐的次数越多，血脂异常检出率越高，外出就餐频率≥3次/周者（71.8%）高于外出就餐频率1～2次/周者（61.5%），高于外出就餐频率0次/周者（48.4%）。荤素搭配适中是血脂异常的保护因素，荤素搭配适中人群、偏素人群和偏荤人群的血脂异常检出率分别为47.8%、50.5%和62.4%。

BMI越高，血脂异常检出率越高，BMI≥28kg/m^{2}者（75.5%）高于BMI 24～28kg/m^{2}者（61.7%），高于BMI<24kg/m^{2}者（39.4%）。中心性肥胖者人群血脂异常检出率（71.2%）高于非中心性肥胖者（43.8%）。

本研究发现，性别、年龄、年收入与血脂异常具有关联性，女性较男性而言，患病风险较低，与既往研究结果[1]相似。一方

---

[1] 邵英，许晓君，许燕君，等. 广东省2018年≥18岁人群血脂异常流行特征及相关因素分析[J]. 中国慢性病预防与控制，2022, 30 (11).

面可能与男性吸烟、饮酒、不注意饮食等不良行为习惯有关；另一方面与女性雌激素水平有关，雌激素能加速脂肪代谢和抑制胆固醇合成，对血脂具有调控作用[①]。50～54 岁和≥55 岁人群血脂异常的检出率高，随着年龄的增长，血脂异常的患病风险增加，这与随着年龄增长，机体器官功能衰退、代谢减慢、脂蛋白代谢相关酶活性降低引起总胆固醇水平升高有关。年收入超过 10 万元、大专及以上人群的血脂异常检出率高，可能与高收入人群的工作强度高、生活节奏快、经常熬夜等有关，提示在职职工应关注血脂情况，养成良好的生活行为习惯以预防血脂异常的发生。具有糖尿病家族史的人群的血脂异常患病率高，即具有糖尿病家族史人群的糖尿病患病率更高，可能原因是糖尿病患者胰岛素分泌不足或胰岛素抵抗会降低脂肪蛋白酶和胆固醇转运蛋白等的活性，减缓脂类代谢和清除[②]。同时研究发现，外出就餐频率、荤素偏好、吸烟、饮酒和运动缺乏与血脂异常的检出率有关。外出就餐频率高和偏荤的人群血脂异常的发生风险增加，可能由于该群体的红肉摄入比例较高，高热量、高胆固醇、高饱和脂肪酸的饮食促进胆固醇合成，肝脏胆固醇含量增加，低密度脂蛋白（LDL）受体合成减少，降低细胞表面低密度脂蛋白受体活性，降低低密度脂蛋白与低密度脂蛋白受体的亲和性，从而使血胆固醇水平升高。吸烟与血脂异常相关，与吴洁等[③]的研究结果一致，吸烟会促进血管紧张素转化酶的分泌，引起炎症反应和氧化

---

① Polyzos S A，Lambrinoudaki I，Goulis D G. Menopausal hormone therapy in women with dyslipidemia and nonalcoholic fatty liver disease［J］. Hormones (Athens)，2022，21（3）.
② Athyros V G，Doumas M，Imprialos K P，et al. Diabetes and lipid metabolism ［J］. Hormones (Athens)，2018，17（1）.
③ 吴洁，杨华凤，戚圣香，等. 成年男性吸烟和身体活动不足与高血压、糖尿病和血脂异常的关联研究［J］. 中华健康管理学杂志，2021，15（2）.

应激,导致脂质过氧化[1]引起血脂异常。酒精可增加体内脂质的合成率,降低氧化脂肪酸的比例,增加酯化脂肪酸的比例,并降低脂蛋白酶的活性,从而使甘油三酯分解代谢减慢。同时,既往研究发现血脂异常与饮酒量及男女性别差异有关,男性患高甘油三酯血症的风险随饮酒量的增加而升高,女性饮酒量与高甘油三酯血症呈"J"形关联[2],提示健康管理机构应对不同性别制定个性化的健康管理模式。运动缺乏的人群血脂异常发生风险高,运动可增加脂蛋白酶活性,升高高密度脂蛋白胆固醇水平,还可使甘油三酯在血浆中的清除率升高,长期缺乏运动的人群血甘油三酯水平较坚持运动者升高[3]。此外,本研究还发现,超重、肥胖和糖尿病家族史与血脂异常患病高风险相关。超重、肥胖能促进肝脏输出含 ApoB 的脂蛋白,继而使低密度脂蛋白生成增加;肥胖可使全身的胆固醇合成增加,抑制低密度脂蛋白受体的合成。中心性肥胖患者的血脂异常检出率高。在职职工因久坐、运动缺乏、高糖饮食等不良生活习惯导致内脏脂肪过多,以及胰岛素抵抗、脂肪因子分泌异常等问题,引发血脂代谢紊乱,使血脂水平升高[4]。

血脂异常的发生除了受性别、年龄和家族史等不可控的因素影响,还与膳食行为(如偏荤、经常外出就餐等)、日常生活行为(如吸烟、饮酒与运动缺乏)和营养状况(如超重、肥胖等)等可干预因素有关。因此,可通过采取生活方式干预等措施,改

---

[1] Nath D, Shivasekar M. Role of cigarette smoking on serum angiotensin-converting enzyme and its association with inflammation and lipid peroxidation [J]. Cureus, 2022, 14 (8).
[2] 胡彩红,张梅,李纯,等. 我国成年居民饮酒行为与血脂异常关系研究 [J]. 疾病监测, 2020, 35 (8).
[3] 张沛然,郭改会. 高脂血症的发病机制及分类 [J]. 中国临床医生, 2012, 40 (3).
[4] 杨彩娜. 高血脂并不是胖人的专利 [N]. 甘肃科技报, 2024-05-06 (007).

变居民不健康的生活方式，控制血脂异常危险因素的流行，从而降低血脂异常的发生风险。

三、总结与思考

肥胖和血脂异常均为脑卒中的可改变危险因素，重在预防。本研究结果显示，在职职工的肥胖率、血脂异常率较高，多因素分析结果显示，肥胖和血脂异常与性别、年龄、偏荤、不健康的生活行为方式（如吸烟、饮酒、运动缺乏）、外出就餐频率高以及慢性病家族史等相关。其中偏荤和不健康的生活行为方式是主要的危险因素。因此，偏荤、不健康的生活行为方式、外出就餐频率高，以及具有某些慢性病家族史的人群为重点干预人群。因此，可从在职职工、工作单位和健康管理机构三方面入手，做好以下工作。

1) 在职职工：①严格控制脂肪和胆固醇的摄入量，避免高油、高盐、高糖饮食，降低外出就餐频率。②避免长期连续静坐2小时以上，保证定期适量的运动。③尽早戒烟，建议男性和女性每天的饮酒量不应超过2个"标准酒精摄入量"。④保持积极向上、愉悦的健康心理状态，避免失眠、精神涣散和代谢紊乱等负面影响。

2) 工作单位：①定期组织在职职工进行健康检查，做到早发现、早诊断、早治疗。②建立健全劳动者健康监护档案，对岗前、在岗、离岗期间的健康状况进行全程监控。③制定健康优质、营养均衡的职工餐厅菜谱。④与健康管理机构定期合作开展健康教育系列讲座，提高在职职工健康素养水平。

3) 健康管理机构：①加大健康教育力度，提高在职职工的健康素养水平。②针对一般人群和重点人群采取个性化管理，预防肥胖和血脂异常的进一步恶化及其并发症的发生。③科学规范地使用降脂药物和减重药物。

第六节　脑卒中高危人群相关疾病患病以及治疗情况

一、文献综述

高血压是目前最常见的慢性病之一，也是心脑血管疾病最主要的致病因素[①]。长期的高血压会导致心脏、血管和肾等器官组织受损，进而引发一系列严重的并发症，如心肌梗死、脑卒中等，对患者造成巨大的精神和身体上的困扰，严重危害患者的工作和生活[②]。根据相关报告，全球高血压患者人数从1990年的6.5亿增加到2019年的13亿[③]，中国的高血压患者人数已经达到2.45亿，成年人高血压患病率为27.9%[④]。有研究表明，有效的血压控制可降低心血管疾病的发生风险和死亡率。我国高血压患者的知晓率、治疗率和控制率（粗率）分别为51.6%、45.8%和16.8%[⑤]，近年来有明显提高，但总体仍处于较低水平。

糖尿病是由遗传因素、环境因素和自身免疫性疾病引起的一组慢性代谢性疾病。高血糖会损害血管内壁，增加动脉粥样硬化

---

① 王增武.《中国高血压防治指南（2024年修订版）》更新要点解读[J]. 中国心血管杂志，2024，29（5）.
② 夏立军，罗金兵，路长安. 高血压危害大　早防早治是关键[J]. 健康向导，2024，30（3）.
③ 余振球，申艳梅. 控制血压是防治心血管疾病的根本——世界卫生组织《全球高血压流行趋势综合分析报告》解读[J]. 中国乡村医药，2023，30（23）.
④ 何霁云，赵丽明，刘凯. 数字疗法用于中国成人高血压患者进行自我管理的评估[J]. 心血管病学进展，2023，44（3）.
⑤ 徐丽霜，高志广，何玫. 沈阳市社区高血压的控制现状及影响因素分析[J]. 中国现代医生，2023，61（30）.

的发生风险。此外，糖尿病还会引起血液中的胆固醇和甘油三酯水平升高，增加心血管疾病的发生风险[1]。脑卒中是糖尿病的常见并发症，若未及时救治，严重者可并发脑疝，危及生命[2]。我国是世界上糖尿病患者人数最多的国家，近 10 年来，糖尿病患病率成倍增长，据国际糖尿病联盟（IDF）统计，2017 年我国 20～79 岁人群糖尿病患病率为 10.9%，预计到 2035 年我国糖尿病患者人数将达到 1.43 亿[3]。糖尿病患病率高，但知晓率只有 36.5%，治疗率只有 32.2%，治疗患者的控制率为 49.2%[4][5]。与 1990 年相比，2016 年因糖尿病导致的伤残人年数增加了 119.4%，伤残损失寿命年（YLD）率增加了 82.3%，标化伤残损失寿命年率增加了 25.4%[6]。

短暂性脑缺血发作是指颈动脉或椎-基底动脉系统发生短暂性血液供应不足，引起局灶性脑缺血导致突发的、短暂性、可逆性神经功能障碍。起病突然，症状持续时间比较短，大部分患者症状持续 10～20 分钟，一般在 1 小时内可缓解，且无脑梗死的证据以及神经功能损伤症状。短暂性脑缺血发作是脑梗死的预警信号和前兆，如果不及时诊断治疗或进行康复干预，会增加严重缺血性脑卒中的发病风险[7]。房颤是临床常见且危害严重的心律失

---

[1] 石敏. 说一说糖尿病的症状、危害、检验和预防［J］. 人人健康, 2023（30）.
[2] 韩鹏, 高煜, 孙晓晨, 等. 山东某地区居民高血压现状及其影响因素分析［J］. 预防医学论坛, 2023, 29（8）.
[3] 田丽, 张永萍, 刘娜. 糖尿病合并脑卒中患者的临床护理价值研析［J］. 糖尿病新世界, 2023, 26（13）.
[4] 杜彦斌, 吕媛, 洪秀琴, 等. 中国人群糖尿病患病影响因素 Meta 分析［J］. 中国公共卫生, 2020, 36（9）.
[5] 王富军, 王文琦. 《中国 2 型糖尿病防治指南（2020 年版）》解读［J］. 河北医科大学学报, 2021, 42（12）.
[6] 刘敏, 刘世炜, 王黎君, 等. 1990—2016 年中国糖尿病患病和伤残导致负担分析［J］. 中国慢性病预防与控制, 2018, 26（12）.
[7] 牛文秀, 何志杰, 贾杰. 短暂性脑缺血发作后预运动干预的脑卒中预防及脑保护作用研究进展［J］. 中国运动医学杂志, 2015, 34（4）.

常，也是心源性脑卒中的独立危险因素[1]。多项研究显示，瓣膜性心脏病伴房颤导致的脑卒中具有较高的再发生率、致残率及死亡率[2]。

因此，了解在职职工的高血压、糖尿病、短暂性脑缺血发作和房颤的患病情况，有助于采取措施帮助在职职工控制血压和血糖，预防心脑血管疾病的发生。

二、数据分析

（一）在职职工高血压检出情况及影响因素分析

1. 高血压检出情况

在接受调查的 2903 名在职职工中，高血压的检出率为 34.9%，其中收缩压平均为（127.26±17.46）mmHg，舒张压平均为（82.46±12.50）mmHg。与赵珍[3]对莒南县 19560 名城镇职工进行高血压筛查的检出率（19.23%）相比较高。在筛查出的 1077 名在职脑卒中高危人群中，高血压的检出率为 65.4%，相比于 2021 年代晨阳等（86.3%）[4] 在安徽省合肥市、2021 年周炜等（81.54%）[5] 在浙江省台州市对社区脑卒中高危人群进行筛查的结果低。原因可能是本次调查对象主要为 40~60 岁的在职

---

[1] 叶岗, 罗文利, 柳达, 等. 老年退行性瓣膜病并发心房纤颤患者心房结构特点分析 [J]. 陕西医学杂志, 2018, 47 (1).
[2] 颜孙昂. 308 例瓣膜性心脏病伴心房颤动患者发生脑卒中的危险因素分析 [J]. 中国医学创新, 2023, 20 (27).
[3] 赵珍. 19560 名城镇职工高血压、高血糖、高血脂检测结果分析 [J]. 中国卫生产业, 2017, 14 (14).
[4] 代晨阳, 魏强, 计海霞, 等. 合肥市一社区脑卒中高危人群危险因素筛查分析 [J]. 安徽医科大学学报, 2021, 56 (1).
[5] 周炜, 徐瑛, 邵雪华, 等. 浙江省台州市社区脑卒中高危人群筛查及危险因素调查分析 [J]. 全科医学临床与教育, 2023, 21 (10).

职工，其他相关研究人群里面包含了 60 岁以上人群，而高血压发病风险伴随年龄的上升而增加，因此在职脑卒中高危人群的高血压检出率相对社区人群更低。

2. 在职职工高血压患病的影响因素分析

把单因素分析有统计学意义者变量纳入多因素 Logistic 回归分析，结果显示，性别、年龄、职业、吸烟、饮酒、水果和蔬菜摄入、口味、BMI、高血压家族史与高血压相关。

高血压检出率，女性（15.9%）低于男性（41.5%），女性是高血压的保护因素。年龄越大，高血压检出率越高，≥55 岁者（52.9%）高于 50～54 岁者（42.0%），高于 45～49 岁者（32.3%），高于 40～44 岁者（22.3%）。不同职业的高血压检出率有差异，教师及医务人员为 27.2%，公务员为 31.6%，其他专业技术人员为 36.5%，其他管理人员为 38.3%。

高血压检出率，有高血压家族史者（45.2%）高于没有者（28.9%）。BMI 越高，高血压检出率越高，BMI≥28kg/m² 者（62.5%）高于 BMI 24～28kg/m² 者（41.7%），高于 BMI＜24kg/m² 者（21.7%）。

高血压检出率，吸烟者（41.3%）和已戒烟者（44.2%）高于不吸烟者（29.2%）。饮酒者（44.1%）和已戒酒者（41.3%）高于不饮酒者（23.8%）。水果摄入≤2 天/周是高血压的危险因素。高血压检出率，水果摄入≤2 天/周者（43.0%）高于水果摄入 3～4 天/周者（32.7%）和水果摄入≥5 天/周者（29.9%）。口味适中是高血压的保护因素，高血压检出率，口味适中者（32.5%）、口味偏淡者（34.2%）均低于口味偏咸者（41.2%）。蔬菜摄入 3～4 天/周是高血压的保护因素，高血压检出率，蔬菜摄入 3～4 天/周者为 31.0%，≥5 天/周者为 35.2%，≤2 天/周者为 43.5%。

影响在职职工高血压的多因素 Logistic 回归分析见表 1-6-1。

表 1-6-1 影响在职职工高血压的多因素 Logistic 回归分析

变量	分组	OR（95%CI）	P
性别	男	1（Ref）	/
	女	0.259（0.208~0.321）	<0.001
年龄（岁）	40~44	1（Ref）	/
	45~49	1.717（1.372~2.149）	<0.001
	50~54	2.272（1.787~2.888）	<0.001
	≥55	2.965（2.256~3.897）	<0.001
职业	公务员	1（Ref）	/
	教师及医务人员	0.931（0.609~1.423）	0.742
	其他专业技术人员	1.193（0.912~1.562）	0.198
	其他管理人员	1.506（1.124~2.017）	0.006
	其他人员	1.332（1.003~1.767）	0.048
吸烟	不吸烟	1（Ref）	/
	吸烟	1.266（1.052~1.524）	0.013
	已戒烟	1.444（1.076~1.937）	0.014
饮酒	不饮酒	1（Ref）	/
	饮酒	2.528（2.144~2.981）	<0.001
	已戒酒	2.258（1.534~3.326）	<0.001
高血压家族史	无	1（Ref）	/
	有	2.115（1.797~2.488）	<0.001
水果摄入（天/周）	≥5	1（Ref）	/
	3~4	1.092（0.887~1.344）	0.406
	≤2	1.460（1.210~1.763）	<0.001

续表1－6－1

变量	分组	OR（95%CI）	P
蔬菜摄入（天/周）	≥5	1（Ref）	/
	3～4	0.727（0.576～0.916）	0.007
	≤2	0.967（0.638～1.465）	0.875
口味	偏咸	1（Ref）	/
	适中	0.739（0.609～0.895）	0.002
	偏淡	0.925（0.772～1.184）	0.535
BMI（kg/m²）	<24	1（Ref）	/
	24～28	6.967（1.972～24.616）	0.003
	≥28	19.000（3.604～100.154）	0.001

分析发现，女性患高血压的风险低于男性，可能与男性精神紧张和焦虑，工作和社交压力较大，吸烟、过量饮酒情况更多有关。45～49岁、50～54岁与≥55岁年龄段患高血压的风险高于40～44岁年龄段，说明[1]年龄大是高血压不可避免的危险因素，年龄越大，患高血压的风险越高。职业为其他管理人员的人群患高血压的风险高于公务员，原因可能是公务员群体受教育水平更高，自我管理能力更强。有高血压家族史的人群患高血压的风险高于无高血压家族史的人群，提示遗传因素在一定程度上会影响高血压的发生。

吸烟和已戒烟的人群患高血压的风险高于不吸烟的人群，原因可能是机体肾上腺素与去甲肾上腺素的分泌与代谢受血液中尼

---

[1] Lee JH, Kim KI, Cho MC. Current status and therapeutic considerations of hypertension in the elderly [J]. Korean J Intern Med, 2019, 34 (4).

古丁含量的影响[1]，这两种激素作用于交感神经会使人体收缩压与舒张压明显升高[2]。饮酒和已戒酒的人群患高血压的风险高于不饮酒的人群，原因可能是饮酒会激活交感神经，而交感神经兴奋会导致心率增加以及心肌收缩力增强，从而引起血压升高。

口味偏咸的人群患高血压的风险高于口味适中的人群，有研究[3]显示低钠饮食有利于降低人群血压水平。水果摄入≤2 天/周者患高血压的风险高于水果摄入≥5 天/周者，提示水果摄入频率与高血压患病率相关。蔬菜摄入 3~4 天/周者患高血压的风险低于蔬菜摄入≥5 天/周者，提示蔬菜摄入频率与高血压患病率相关。

$24kg/m^2$≤BMI<$28kg/m^2$ 者与 BMI≥$28kg/m^2$ 者患高血压的风险均高于 BMI<$24kg/m^2$ 者，提示超重、肥胖是导致高血压的重要原因。

（二）在职职工糖尿病检出情况及影响因素分析

1. 糖尿病检出情况

在调查的 2903 名在职职工中，糖尿病的检出率为 9.7%，其中 5.1% 有糖尿病病史，近一年来经常测量血糖者（每周≥1 次）占 72.1%，与肖国龙对烟台部分企事业职工进行糖尿病筛

---

[1] Cryer PE, Haymond MW, Santiago JV, et al. Norepinephrine and epinephrine release and adrenergic mediation of smoking – associated hemodynamic and metabolic events [J]. N Engl J Med, 1976, 295 (11).
[2] Gourlay SG, Benowitz NL. Arteriovenous differences in plasma concentration of nicotine and catecholamines and related cardiovascular effects after smoking, nicotine nasal spray, and intravenous nicotine [J]. Clin Pharmacol Ther, 1997, 62 (4).
[3] Juraschek SP, Miller ER, Weaver CM, et al. Effects of sodium reduction and the dash diet in relation to baseline blood pressure [J]. J Am Coll Cardiol, 2017, 70 (23).

查的检出率[①]（3.94%）相比较高，与赵德根等[②] 2015 年在蚌埠市对 1543 名医院职工进行糖尿病筛查的检出率（5.12%）相比差距不大。在筛查出的 1077 名在职脑卒中高危人群中，糖尿病的检出率为 22.4%，低于 2021 年肖祎男等[③]在湖北地区（28.18%）、2021 年周炜等（33.01%）[④] 在浙江省台州市进行的社区脑卒中高危人群筛查结果，可能原因为本研究的调查对象主要为 40~60 岁人群，其他相关研究包含了 60 岁以上人群，而糖尿病发病风险伴随年龄的上升而增加，因此在职脑卒中高危人群的糖尿病检出率相对较低。2020 年刘士勇[⑤]对国内外糖尿病现状的分析显示，近 30 年来，我国糖尿病患病率呈快速增长趋势。陈亚荣等[⑥]研究发现，糖尿病患者的脑卒中发病风险是未患糖尿病者的 2.257 倍。本研究发现既往确诊糖尿病的高危人群有 78.9% 规律服药，高于 2021 年卫薇等[⑦]对我国部分地区的研究结果（67.9%），但高危人群的糖尿病控制率仅为 23.6%。有关研究显示[⑧⑨]，规律饮食、摄入水果对血糖控制有积极影响。血

[①] 肖国龙. 烟台部分企事业健康体检职工糖代谢异常情况调查分析 [J]. 实用医药杂志, 2013, 30 (5).

[②] 赵德根, 金强, 胡恩贏, 等. 1543 例医院职工健康体检空腹血糖检测结果分析 [J]. 中国处方药, 2018, 16 (3).

[③] 肖祎男, 董望梅, 彭小祥. 湖北省 40 岁及以上居民脑卒中流行病学特征及危险因素分析 [J]. 卒中与神经疾病, 2023, 30 (3).

[④] 周炜, 徐瑛, 邵雪华, 等. 浙江省台州市社区脑卒中高危人群筛查及危险因素调查分析 [J]. 全科医学临床与教育, 2023, 21 (10).

[⑤] 刘士勇. 国内外糖尿病防控现状 [J]. 中国社区医师, 2020, 36 (26).

[⑥] 陈亚荣, 尹春, 黄佩瑶, 等. 糖尿病与脑卒中发病风险的前瞻性研究 [J]. 中华疾病控制杂志, 2022, 26 (1).

[⑦] 卫薇, 刘敏, 高峰. 我国 3 省社区糖尿病患者自我管理能力现状研究 [J]. 中国健康教育, 2021, 37 (7).

[⑧] 吕亭亭, 葛声. 饮食节律与血糖控制 [J]. 中华糖尿病杂志, 2021, 13 (2).

[⑨] 苏健, 覃玉, 潘晓群, 等. 新鲜水果摄入与 2 型糖尿病患者血糖控制关系的研究 [J]. 中华高血压杂志, 2020, 28 (8).

糖控制不佳的原因可能是在职职工过量饮酒、不规律和不健康饮食、水果摄入不足等。

2. 在职职工糖尿病的影响因素分析

把单因素分析有统计学意义者纳入多因素 Logistic 回归分析，结果显示，性别、年龄、饮酒、外出就餐频率、水果摄入、含糖饮料摄入、口味、糖尿病家族史、中心性肥胖、冠心病病史与糖尿病相关。

影响在职职工糖尿病的多因素 Logistic 回归分析见表 1-6-2。

表 1-6-2 影响在职职工糖尿病的多因素 Logistic 回归分析

变量	分组	OR（95%CI）	P
性别	男	1 (Ref)	/
	女	0.164 (0.093~0.290)	<0.001
年龄（岁）	40~44	1 (Ref)	/
	45~49	1.540 (1.017~2.333)	0.041
	50~54	2.663 (1.755~4.041)	<0.001
	≥55	5.485 (3.598~8.361)	<0.001
饮酒	不饮酒	1 (Ref)	/
	饮酒	2.559 (1.924~3.402)	<0.001
	已戒酒	2.889 (1.623~5.142)	<0.001
糖尿病家族史	否	1 (Ref)	/
	是	3.288 (2.533~4.269)	0.029
中心性肥胖	否	1 (Ref)	/
	是	8.140 (1.660~39.908)	0.010
冠心病病史	无	1 (Ref)	/
	有	4.229 (1.092~16.377)	0.037

续表1-6-2

变量	分组	OR (95%CI)	P
水果摄入 (天/周)	≥5	1 (Ref)	/
	3~4	1.021 (0.714~1.459)	0.909
	≤2	1.733 (1.289~2.329)	<0.001
外出就餐频率 (次/周)	0	1 (Ref)	/
	1~2	1.516 (1.122~2.049)	0.007
	≥3	2.213 (1.485~3.297)	<0.001
含糖饮料摄入 (次/周)	0	1 (Ref)	/
	1~2	0.652 (0.494~0.861)	0.003
	≥3	0.952 (0.368~2.465)	0.919
口味	偏咸	1 (Ref)	/
	适中	0.673 (0.501~0.903)	0.008
	偏淡	0.715 (0.481~1.061)	0.096

糖尿病检出率，女性（1.7%）低于男性（12.5%）。年龄越大，糖尿病检出率越高，≥55岁者（21.8%）高于50~54岁者（11.9%），高于45~49岁者（7.2%），高于40~44岁者（4.8%）。

糖尿病检出率，有糖尿病家族史者（20.6%）高于无高血压家族史者（7.2%），有冠心病病史者（31.8%）高于无冠心病病史者（10.5%），有中心性肥胖者（17.4%）高于无中心性肥胖者（5.9%）。

糖尿病检出率，饮酒（14.0%）和已戒酒（12.8%）者高于不饮酒者（5.8%）。外出就餐频率≥3次/周是糖尿病的危险因素，外出就餐频率≥3次/周者糖尿病检出率（19.0%）高于1~2次/周者（13.4%）和0次/周者（7.7%）。水果摄入≤2天/周是糖尿病的危险因素，水果摄入≤2天/周者糖尿病检出率

（14.0%）高于 3~4 天/周者（8.0%）和≥5 天/周者（7.4%）。口味偏咸是糖尿病的危险因素，口味偏咸者糖尿病检出率（13.2%）高于口味适中者（8.6%）和口味偏淡者（8.5%）。含糖饮料摄入 1~2 次/周是糖尿病的保护因素，含糖饮料摄入 1~2 次/周者糖尿病检出率（7.4%）低于≥3 次/周者（9.1%）和 0 次/周者（11.3%）。

女性患糖尿病的风险低于男性，可能与女性压力较小，吸烟、过量饮酒情况更少有关，且有研究表明[1]雌激素对女性糖尿病具有保护作用。年龄越大，患糖尿病的风险越大，有研究结果显示[2]，年龄每增加 10 岁，患糖尿病的风险就增加 68%。有糖尿病家族史的人群患糖尿病的风险高于无糖尿病家族史的人群，提示遗传因素在一定程度上会影响糖尿病的发生。

饮酒和已戒酒的人群患糖尿病的风险高于不饮酒的人群，可能是由于酒精本身或酒精代谢物对胰岛素分泌的损害[3]。

外出就餐频率 1~2 次/周与≥3 次/周的人群患糖尿病的风险高于 0 次/周的人群，可能与外出就餐不注重饮食管理及不健康的膳食模式有关。口味偏咸的人群患糖尿病的风险高于口味适中的人群，有研究提示，摄入盐过多，血糖水平升高[4]。水果摄入≤2 天/周的人群患糖尿病的风险高于≥5 天/周的人群，多摄入新鲜水果有助于血糖控制[5]。既往研究发现，含糖饮料的摄入会

---

[1] 陶惠红, 诸佳丽, 吴华英. 上海市某社区≥35 岁人群糖尿病患病率及影响因素分析[J]. 中国初级卫生保健, 2022, 36 (12).
[2] 梁烨倍, 侯旭宏, 吴伟, 等. 布朗族成人糖尿病患病率及其影响因素研究[J]. 中华内科杂志, 2019, 58 (1).
[3] 王新月, 贾胜, 高键. 吸烟、饮酒及其交互作用对糖尿病发病的影响[J]. 中国初级卫生保健, 2021, 35 (8).
[4] 方雨. 糖尿病怕糖也怕"盐"[J]. 健康文摘, 2012 (6).
[5] 苏健, 覃玉, 潘晓群, 等. 新鲜水果摄入与 2 型糖尿病患者血糖控制关系的研究[J]. 中华流行病学杂志, 2019, 40 (6).

增加糖尿病的发病风险，且随着摄入量的增加，发病风险增加[1]，但本研究发现含糖饮料摄入 1～2 次/周的人群患糖尿病的风险低于 0 次/周的人群，原因可能是糖尿病患者患病后改变了生活习惯，减少了含糖饮料的摄入。

本研究结果显示，有中心性肥胖的人群患糖尿病的风险高于无中心性肥胖的人群，有冠心病病史的人群患糖尿病的风险高于无冠心病病史的人群。已有研究[2]表明肥胖与糖尿病发病密切相关，中心性肥胖的危害最大，可导致代谢综合征风险提高 4～16 倍，尤其是在年轻人中更为危险。更有研究表明[3]，糖尿病患者冠心病的发病率是无糖尿病者的 2～4 倍，此外，冠心病在成年糖尿病患者中的发病率高达 55%，这进一步强调了糖尿病与冠心病之间的紧密联系。

（三）脑卒中家族史、既往脑卒中、房颤或瓣膜性心脏病、短暂性脑缺血发作检出情况

在调查的 2903 名在职职工中，脑卒中危险因素的检出情况：脑卒中家族史为 3.5%，既往脑卒中为 1.2%，房颤或瓣膜性心脏病为 0.4%，短暂性脑缺血发作为 0.3%。在筛查出的 1077 名在职脑卒中高危人群中，脑卒中危险因素的检出情况：脑卒中家族史为 6.1%，既往脑卒中为 3.2%，房颤或瓣膜性心脏病为 0.8%，短暂性脑缺血发作为 0.7%。由此看出，在职脑卒中高危人群中脑卒中家族史及房颤或瓣膜性心脏病检出率较低，但仍需加强对房颤的筛查与治疗，减少房颤引起严重脑卒中的风险。

---

[1] 何海珍，张婷，周景，等. 乌海市成人含糖饮料饮用与糖尿病的关系 [J]. 北京大学学报（医学版），2018，50（3）.
[2] 治疗肥胖 2 型糖尿病药物的研究进展 [J]. 常州实用医学，2019，35（2）.
[3] 吕树铮，王立新. 糖尿病合并冠心病流行病学现状与研究进展 [J]. 中华老年心脑血管病杂志，2009，11（12）.

脑卒中危险因素检出情况见表1-6-3。

表1-6-3 脑卒中危险因素检出情况

危险因素	全人群（$N=2903$） 检出人数（人）	检出率（%）	高危人群（$n=1077$） 检出人数（人）	检出率（%）
脑卒中家族史	102	3.5	66	6.1
既往脑卒中	35	1.2	35	3.2
房颤或瓣膜性心脏病	13	0.4	9	0.8
短暂性脑缺血发作	8	0.3	8	0.7

（四）高血压、糖尿病确诊患者服药及效果情况

在本研究中，在职职工既往确诊相关疾病患者的服药情况：有69.1%既往确诊高血压的患者规律服药，高于上海市闵行区[1]高血压患者的规律服药率（41.4%）；有79.3%既往确诊糖尿病的患者规律服药，高于固原市原州区[2]糖尿病患者的规律服药率（32.3%）。

在本研究中，高危人群既往确诊相关疾病患者的服药情况：有69.7%既往确诊高血压的高危人群规律服药，高于我国居民高血压患者规律服药率（36.6%）[3]；有78.9%既往确诊糖尿病

---

[1] 姚婷，孙兰. 签约高血压患者规律服药情况现状及对策研究 [J]. 上海医药，2020，41（4）.
[2] 陈晓丽. 糖尿病患者药物治疗依从性相关因素分析 [J]. 中国社区医师，2024，40（3）.
[3] Liu X, Gu W, Li Z, et al. Hypertension prevalence, awareness, treatment, control, and associated factors in Southwest China: an update [J]. J Hyperten, 2017, 35 (3).

的高危人群规律服药,高于 2010 年北京某社区[①]脑卒中高危人群中糖尿病患者的规律服药率(44.7%)。本研究发现在职脑卒中高危人群的高血压控制率仅为 28.9%,低于 2018 年张燕等[②]研究发现的泸州地区高血压控制率(36.8%)。这提示本地区在职高血压患病人群服药依从性尚可,但高血压控制效果不佳。既往确诊危险因素高危人群服药及效果情况见表 1-6-4。

表 1-6-4 既往确诊危险因素高危人群服药及效果情况

既往疾病	全人群（$N=2903$）		高危人群（$n=1077$）	
	高血压	糖尿病	高血压	糖尿病
患病人数（人）	456	145	346	123
规律服药人数及占比（人,%）	315（69.1%）	115（79.3%）	241（69.7%）	97（78.9%）
控制良好人数及占比（人,%）	217（47.6%）	36（24.8%）	100（28.9%）	29（23.6%）

三、总结与思考

(一) 高血压

多因素分析结果显示,性别、年龄、职业、BMI、高血压家族史、吸烟、饮酒、口味、水果摄入、蔬菜摄入与高血压患病有关。要预防高血压的发生,应注意加强在职职工尤其是 45 岁以上、从事管理工作、有高血压家族史、BMI$\geqslant$24kg/m^2、吸烟和已戒烟、饮酒和已戒酒、水果摄入$\leqslant$2 天/周的重点人群的健康

[①] 刘冬梅,刘婷婷. 北京某社区脑卒中高危人群重点危险因素干预 10 年后效果分析[J]. 中国健康教育, 2020, 36 (9).

[②] 张燕,杨艳,雷智,等. 社区高血压患者血压控制情况及影响因素分析[J]. 现代预防医学, 2018, 45 (1).

管理，从在职职工、工作单位和健康管理机构三方面入手，做好以下几方面的工作。

1）在职职工：①坚持经常测量血压、体重；②优化三餐膳食，倡导低盐饮食，多吃蔬菜；③高血压患者规律服用降压药以及定期复诊；④加强体育锻炼，养成健康生活习惯；⑤戒烟限酒。

2）工作单位：①加大健康教育的力度；②开展定期体检；③对单位食堂进行整改，制定健康科学的营养食谱。

3）健康管理机构：①加强高血压管理工作的宣传，改变高血压患者的态度和行为，使患者在高血压的管理中变被动治疗为主动接受；②纠正群众"重治疗、轻预防"的观念，将健康教育与大数据相结合，帮助高血压患者有效控制血压；③提高管理机构服务人员的业务能力；④不断细化高血压管理方案，提高管理质量与效果。

（二）糖尿病

多因素分析结果显示，性别、年龄、饮酒、外出就餐频率、水果摄入、含糖饮料摄入、口味、糖尿病家族史、慢性病服药行为知识掌握情况、中心性肥胖、冠心病病史与糖尿病患病有关。要预防糖尿病的发生，应注意加强在职职工尤其是 45 岁以上、有糖尿病家族史、饮酒和已戒酒、外出就餐频率>1 次/周、水果摄入≤2 天/周、有中心性肥胖以及冠心病病史的重点人群的健康管理，从在职职工、工作单位和健康管理机构三方面入手，做好以下几方面的工作。

1）在职职工：①坚持血糖监测，控制体重；②改变不良生活习惯，合理膳食，多吃新鲜水果，减少含糖饮料摄入；③糖尿病患者规律服药以及定期复诊；④加强体育锻炼，进行有氧运动；⑤戒烟限酒。

2）工作单位：①加大健康教育的力度；②开展定期体检；③对单位食堂进行整改，制定健康科学的营养食谱。

3）健康管理机构：①开展糖尿病的宣传教育活动，将健康教育与大数据相结合；②纠正群众"重治疗、轻预防"的观念，提供糖尿病患者之间信息交流的平台；③提高管理机构服务人员的业务能力；④不断细化糖尿病管理方案，提高管理质量与效果。

第七节　在职脑卒中高危人群筛查结果

一、文献综述

通过识别相关危险因素，采取合理的预防和控制措施，能有效控制脑卒中的发生和发展。相关研究[1]发现，全球90％以上的脑卒中发病与高血压、糖尿病、血脂异常、吸烟、饮酒、心脏疾病和缺乏体育锻炼等因素有关。我国一般人群的脑卒中相关危险因素有吸烟、不良饮食习惯、高血压、血脂异常、房颤等[2]。因此，基于本地区特点开展脑卒中高危风险筛查，对高危人群进行健康干预，具有重大的社会经济意义与临床意义。国家卫生健康委员会于2012年发布了《脑卒中高危人群筛查和干预试点项目管理办法（试行）》，并于2013年开展全国脑卒中筛查调查。目前全国各地区已开展了较多的脑卒中高危人群筛查研究。例如，

---

[1] O'donnell MJ, Chin SL, Rangarajan S, et al. Global and regional effects of potentially modifiable risk factors associated with acute stroke in 32 countries (INTERSTROKE): a case-control study [J]. Lancet (London, England), 2016, 388 (10046).

[2] 王拥军，李子孝，谷鸿秋，等. 中国卒中报告2020（中文版）（3）[J]. 中国卒中杂志，2022，17（7）.

2019年杨春等[1]在广州市黄埔区的调查结果显示,脑卒中检出率为23.3%;2021年张丽[2]在安徽铜陵的调查结果显示,脑卒中检出率为16.7%;2022年高露露等[3]在西安市中老年社区的调查结果显示,脑卒中检出率为18.2%;2023年周炜等[4]在浙江省台州市的调查结果显示,脑卒中检出率为42.8%;2023年林雪娟等[5]在海口市对40岁及以上常住人口的调查结果显示,脑卒中检出率为21.2%。可见全国各地区的脑卒中高危人群检出情况各不相同,其可能原因是我国幅员辽阔,居民所处的生活环境、饮食方式与生活习惯有差异,也可能与各地调查人群的年龄构成不同有关。

目前,脑卒中筛查研究主要以社区为单位开展,而我国在职职工长期以"单位人"的方式工作和生活,社区慢性病干预与管理工作存在不足,可能使在职职工成为慢性病筛查管理的"盲区"[6]。此外,脑卒中发病风险伴随年龄增长而上升。有必要对在职职工开展脑卒中高危人群筛查,识别危险因素,将脑卒中防控窗口前移,为后续健康干预与管理提供依据。

---

[1] 杨春,赵兴健,陈新,等. 广州市黄埔区≥40岁常住居民脑卒中高危人群筛查分析[J]. 华南预防医学,2021,47(4).
[2] 张丽. 某社区脑卒中筛查及危险因素分析[J]. 中国医药指南,2021,19(25).
[3] 高露露,王线妮,高媛,等. 西安市中老年社区居民脑卒中高危人群筛查结果及危险因素聚集性研究[J]. 华南预防医学,2022,48(10).
[4] 周炜,徐瑛,邵雪华,等. 浙江省台州市社区脑卒中高危人群筛查及危险因素调查分析[J]. 全科医学临床与教育,2023,21(10).
[5] 林雪娟,童靖怡,邢艺,等. 海口市脑卒中高危人群筛查结果分析[J]. 华南预防医学,2023,49(6).
[6] 许培培,杨帆,张琳,等. 我国职业人群糖尿病流行病学研究进展[J]. 职业与健康,2018,34(15).

二、数据分析

（一）在职脑卒中高危人群筛查结果

本研究发现，2903 名在职职工的脑卒中高危人群检出率为 37.1%，高于山东省烟台市[1]（14.9%）、福建省宁德市[2]（13.5%）、上海市宝山区[3]（18.1%）和北京市房山区[4]（18.0%）的调研结果。既往脑卒中患病率为 1.2%（35/2903）。总人群中，脑卒中危险因素前三位分别为运动缺乏（62.5%）、血脂异常（52.9%）、吸烟（36.5%）。在高危人群中，脑卒中危险因素前三位分别是血脂异常（86.1%）、运动缺乏（80.4%）、吸烟（66.9%）。

脑卒中危险因素检出情况见表 1-7-1。

表 1-7-1 脑卒中危险因素检出情况

危险因素	总人群（$N=2903$）检出人数（人）	检出率（%）	高危人群（$n=1077$）检出人数（人）	检出率（%）
血脂异常	1536	52.9	927	86.1
运动缺乏	1815	62.5	866	80.4
吸烟	1060	36.5	720	66.9

---

[1] 李梅. 2015—2019 年烟台市脑卒中高危人群危险因素暴露情况对比分析［D］. 青岛：青岛大学，2022.
[2] 熊莲莲，吴光辉，傅兰勇. 福建省宁德市社区居民脑卒中高危人群筛查结果分析［J］. 中国公共卫生，2020，36（12）.
[3] 吴萃，陈秋艳，万金豹. 2018 年上海市宝山区脑卒中高危人群筛查结果分析［J］. 实用预防医学，2020，27（10）.
[4] 邓雅丽，于海柱，葛万刚，等. 北京市房山区心血管病高危人群筛查和危险因素暴露状况分析［J］. 安徽预防医学杂志，2023，29（2）.

续表1-7-1

危险因素	总人群（$N=2903$）检出人数（人）	检出率（%）	高危人群（$n=1077$）检出人数（人）	检出率（%）
高血压	1013	34.9	704	65.4
肥胖	355	12.2	306	28.4
糖尿病	282	9.7	241	22.4
脑卒中家族史	102	3.5	66	6.1
既往脑卒中	35	1.2	35	3.2
房颤或瓣膜性心脏病	13	0.4	9	0.8
短暂性脑缺血发作史	8	0.3	8	0.7
脑卒中高危人群	1077	37.1		

（二）在职脑卒中高危人群的影响因素分析

把单因素分析有统计学意义者纳入多因素Logistic回归分析，结果显示，性别、年龄、文化程度、口味、荤素偏好、蔬菜摄入、水果摄入、三餐规律、外出就餐频率、高血压家族史、糖尿病家族史和脑卒中发作先兆知识与在职脑卒中高危人群的检出率相关。

影响脑卒中高危人群检出率的多因素Logistic回归分析见表1-7-2。

表1-7-2 影响脑卒中高危人群检出率的多因素Logistic回归分析

变量	分组	OR（95% CI）	P
性别	男	1（Ref）	
	女	0.14（0.114-0.179）	<0.001

续表1-7-2

变量	分组	OR（95% CI）	P
年龄（岁）	40~44	1 (Ref)	
	45~49	1.21 (1.011－1.450)	0.037
	50~54	1.42 (1.170－1.737)	<0.001
	≥55	1.48 (1.199－1.850)	<0.001
文化程度	高中/中专及以下	1 (Ref)	
	大专及以上	0.76 (0.662－0.887)	<0.001
口味	偏咸	1 (Ref)	
	适中	0.70 (0.600－0.823)	<0.001
	偏淡	0.59 (0.491－0.714)	<0.001
荤素偏好	偏荤	1 (Ref)	
	适中	0.74 (0.637－0.864)	<0.001
	偏素	0.80 (0.651－1.002)	0.052
蔬菜摄入（天/周）	≥5	1 (Ref)	
	3~4	1.33 (1.111－1.606)	0.002
	≤2	1.40 (1.006－1.964)	0.046
水果摄入（天/周）	≥5	1 (Ref)	
	3~4	1.12 (0.938－1.341)	0.210
	≤2	1.67 (1.429－1.974)	<0.001
三餐规律	能	1 (Ref)	
	基本能	1.14 (0.976－1.336)	0.097
	不能	2.17 (1.521－3.114)	<0.001
外出就餐频率（次/周）	0	1 (Ref)	
	1~2	1.64 (1.403－1.928)	<0.001
	≥3	1.60 (1.264－2.024)	<0.001

续表1-7-2

变量	分组	OR（95% CI）	P
高血压家族史	无	1（Ref）	
	有	1.78（1.553－2.060）	<0.001
糖尿病家族史	无	1（Ref）	
	有	1.54（1.300－1.834）	<0.001
脑卒中发作先兆知识	未掌握	1（Ref）	
	掌握	0.82（0.714－0.951）	0.008

脑卒中高危人群检出率，男性（47.1%）高于女性（8.4%）。年龄越大，脑卒中高危人群检出率越高，≥55岁者（51.4%）高于50～54岁者（43.3%），高于45～49岁者（33.0%），高于40～44岁者（29.6%）。文化程度为高中/中专及以下者脑卒中高危人群检出率（44.2%）高于大专及以上者（33.7%）。

不能三餐规律、经常外出就餐是在职脑卒中高危人群的危险因素。脑卒中高危人群检出率，不能三餐规律者（63.4%）高于基本三餐规律者（41.3%），高于能三餐规律者（34.5%）。每周外出就餐的次数越多，脑卒中高危人群检出率越高，外出就餐频率≥3次/周者（52.8%）高于外出就餐频率1～2次/周者（47.2%），高于外出就餐频率0次/周者（32.5%）。

荤素偏好适中、口味偏淡和适中是在职脑卒中高危人群的保护因素。脑卒中高危人群检出率，偏素的人群为30.6%、荤素适中的人群为31.7%、偏荤的人群为49.0%。口味偏咸者脑卒中高危人群检出率（50.3%）高于口味适中者（34.5%），高于口味偏淡者（28.2%）。蔬果摄入频率较低的人群成为脑卒中高危人群的风险较高。脑卒中高危人群检出率，蔬菜摄入≤2天/周者（55.6%）高于蔬菜摄入3～4天/周者（42.4%），高于蔬菜摄入≥5 天/周者（35.1%）；水果摄入≤2 天/周者（52.5%）高于水果摄入 2~4 天/周者（35.6%），高于水果摄入≥5 天/周者（26.0%）。

脑卒中高危人群检出率，有高血压家族史者（43.2%）高于无高血压家族史者（33.6%），有糖尿病家族史者（44.9%）高于无糖尿病家族史者（35.2%），未掌握脑卒中发作先兆知识者（39.9%）高于掌握脑卒中发作先兆知识者（31.9%）。

本研究发现，在职脑卒中高危人群检出危险因素前三位分别为血脂异常、运动缺乏和吸烟。同时，性别、年龄、文化程度、口味、荤素偏好、蔬菜摄入、水果摄入、三餐规律、外出就餐频率、高血压家族史、糖尿病家族史和脑卒中发作先兆知识也与脑卒中高危人群检出风险有关。其中，男性风险更高，其原因可能在于在职男性的吸烟、饮酒等行为较多，更容易引起代谢性疾病[1]。本研究发现，男性高危人群的血脂异常、吸烟检出率均高于女性。相比男性，女性更加关注自身健康状况[2]，其健康意识更强，对慢性病的认识往往更为深刻。与 40~44 岁年龄段人群相比，年龄越大的个体脑卒中发病风险越高，可能与随着年龄的增长，机体活动能力降低，导致缺乏体育锻炼，各类慢性病的发病风险上升[3]有关。大专及以上文化程度为脑卒中的保护因素，与郝佳琪等[4]的研究结论一致。原因可能是文化程度较高的在职

---

[1] Lilja L, Bygdell M, Martikainen J, et al. Low birth weight as an early-life risk factor for adult stroke among men [J]. J Pediatr, 2021, 237.

[2] 程亭亭，苏健，覃玉，等. 心血管病高危人群早发家族史与脑卒中的关联 [J]. 中华疾病控制杂志，2020, 24 (10).

[3] Wang Z, Chen Z, Zhang L, et al. China hypertension survey investigators. status of hypertension in china: results from the China Hypertension Survey, 2012-2015 [J]. Circulation, 2018, 137 (22).

[4] 郝佳琪，何兴月，段虎斌，等. 细颗粒物暴露与脑卒中发生关联的研究进展 [J]. 环境与职业医学，2021, 38 (5).

职工通常会了解更多的健康知识，提高自身的健康素养，养成良好的生活习惯①，从而减少脑卒中危险因素的暴露。因此，应重点关注男性、高年龄段及低文化程度的在职职工，并加强健康干预与指导。

口味适中、偏淡人群成为脑卒中高危人群的风险较低。水果摄入频率较低人群成为脑卒中高危人群的风险较高，与既往研究②结果一致。荤素搭配适中人群成为脑卒中高危人群的风险较低。相关研究③显示，我国居民普遍存在高盐饮食和水果蔬菜摄入不足。高盐饮食导致脑卒中的可能机制是盐介导的血管氧化应激，造成血管损伤进而导致脑卒中④。中国慢性病前瞻性研究发现，相较于几乎不吃水果的人群，水果摄入≥4次/周的人群脑卒中发病风险降低44%⑤。三餐不规律和外出就餐频率高也是成为脑卒中高危人群的危险因素。一方面，本研究发现三餐不规律的在职职工成为脑卒中高危人群的风险是三餐规律的在职职工的2.18倍。这可能与三餐不规律（一般体现为不吃早餐）有关，食用早餐频率较低⑥会导致超重或肥胖发生风险增加。另一方面，外出就餐频率1~2次/周及≥3次/周的在职职工成为脑卒中

---

① Kivimäki M, Kawachi I. Work stress as a risk factor for cardiovascular disease [J]. Curr Cardiol Rep, 2015, 17 (9).
② 郝佳琪，何兴月，段虎斌，等. 细颗粒物暴露与脑卒中发生关联的研究进展 [J]. 环境与职业医学，2021，38 (5).
③ Li RC, Xu WD, Lei YL, et al. The risk of stroke and associated risk factors in a health examination population：a cross－sectional study [J]. Medicine (Baltimore), 2019, 98 (40).
④ Frisoli TM, Schmieder RE, Grodzicki T, et al. Salt and hypertension：is salt dietary reduction worth the effort? [J]. Am J Med, 2012, 125 (5).
⑤ 田小草，汪韶洁，李善鹏，等. 青岛市成年人水果摄入与脑卒中发病关联的前瞻性研究 [J]. 中华流行病学杂志，2019，40 (5).
⑥ Horikawa C, Kodama S, Yachi Y, et al. Skipping breakfast and prevalence of overweight and obesity in Asian and Pacific regions：a meta－analysis [J]. Prev Med, 2011, 53 (4－5).

高危人群的风险分别是 0 次/周的在职职工的 1.64 倍、1.60 倍。这可能与外出就餐通常意味着高能量和高脂肪摄入[①]，而高能量和高脂肪摄入容易导致血脂异常及肥胖，进而增加脑卒中发病风险有关。因此，需要加强高危人群的行为生活方式教育，宣传低盐、低脂饮食，三餐规律，倡导多吃新鲜蔬菜和水果。

此外，研究还发现，在慢性病家族史中，高血压家族史与糖尿病家族史是脑卒中高危人群的危险因素。其原因可能为高血压家族史与糖尿病家族史的人群患高血压与糖尿病的风险较高，从而导致脑卒中发病风险增加。有慢性病家族史的人群同样可能与慢性病家人有类似的不良生活行为方式。脑卒中先兆知识也是脑卒中高危人群的影响因素。正确识别脑卒中先兆症状可以减少脑卒中的院前延误时间。本研究中，掌握脑卒中发作先兆知识的人群成为脑卒中高危人群的风险更低，原因可能为掌握脑卒中相关知识的在职职工对脑卒中的相关危害认识更深刻，养成了健康的生活行为方式。对于慢性病服药行为、生活饮食相关知识、脑卒中相关危险因素、慢性病相关知识，在职脑卒中高危人群掌握率较低，但与非在职脑卒中高危人群的知识掌握率无统计学差异，提示脑卒中相关知识对在职职工的脑卒中意识缺乏影响。因此，针对有高血压家族史、糖尿病家族史的高危人群，同样需要加强脑卒中筛查与干预，积极改变其可能存在的不良生活行为方式。应加强对在职职工的脑卒中相关知识教育，开展脑卒中危险因素筛查与防治知识的健康宣传，使在职职工加强自我健康管理，进而降低脑卒中发病风险。

综上，需要加强对男性、高年龄段、低文化程度，以及有高

---

① Zang J, Luo B, Wang Y, et al. Eating out－of－home in adult residents in shanghai and the nutritional differences among dining places [J]. Nutrients, 2018, 10 (7).

血压家族史、糖尿病家族史、脑卒中家族史的在职职工的脑卒中筛查，并提供针对性健康干预与指导，提高脑卒中防治知识掌握率，增强健康意识，少聚餐、低盐少油限酒，增加体育锻炼及多摄入蔬菜和水果，形成健康生活方式，从而降低脑卒中发病风险。

三、总结与思考

脑卒中作为严重危害人群健康的常见脑血管疾病，通过早期高危人群的筛查与干预，可以大大降低其对人群的健康威胁。本研究发现，在职职工中脑卒中高危人群的检出率较高。多因素分析结果显示，在职职工中脑卒中高危人群的检出率与性别、年龄、文化程度、口味、荤素偏好、蔬菜摄入、水果摄入、三餐规律、外出就餐频率、高血压家族史、糖尿病家族史和脑卒中发作先兆知识有关。不均衡的饮食结构和不良的生活行为方式是主要的危险因素。因此，应以男性、高龄、低文化程度及有高血压、糖尿病等某些慢性病家族史的人群作为重点干预人群，加强对偏荤、偏咸、蔬菜摄入不足以及饮酒、高频外出就餐、三餐不规律等不良生活行为方式的干预。可从在职职工、工作单位和健康管理机构三方面入手，做好以下几方面工作。

1）在职职工：①积极参加健康教育讲座，通过各种途径主动学习脑卒中防治知识，实现自我健康管理，进而降低脑卒中发病风险。②三餐规律，减少不必要的外出就餐次数。③戒烟限酒，饮食低盐、荤素均衡，增加蔬菜、水果的摄入。④加强体育锻炼，控制血压、血糖、血脂及体重。

2）工作单位：①建立职工健康档案。②联合健康管理机构，定期开展健康生活方式、合理膳食和慢性病防治相关知识科普讲座，提高职工健康素养。③制定健康优质、营养均衡的职工餐厅菜谱。④加强对超重、肥胖、血脂、血糖、血压的定期检测和指导。⑤组织开展强身健体活动。

3）健康管理机构：①定期分析体检和监测结果，掌握在职职工脑卒中高危人群的现状。②从生活、饮食行为及合理用药等方面开展健康干预。③加强对房颤的筛查与治疗，降低房颤引起严重脑卒中的风险。④重点关注男性、高龄、低文化程度及有慢性病家族史的高危人群。⑤加大针对在职职工的个性化健康教育指导力度。

第八节　高危人群的健康管理现状和需求

一、文献综述

随着我国人口老龄化进程不断加快，脑卒中发病率逐年增加，脑卒中已成为我国居民死亡的首要原因[1][2]。从1990年到2019年，我国脑卒中发病率增加86%，患病率增加106.0%，死亡率增加32.3%，我国脑卒中的防治工作面临着巨大挑战[3]。高血压、糖尿病、血脂异常、心脏疾病、吸烟、酒精摄入、不健康饮食、中心性肥胖、体力活动不足和心理因素是脑卒中的可纠

---

① 成姝雯, 邓颖, 曾晶, 等. 四川省农村地区≥40岁居民脑卒中高危人群现状分析[J]. 现代预防医学, 2019, 46 (14).
② 殷良, 王烨菁, 纪云芳, 等. 社区脑卒中高危人群生活质量及影响因素[J]. 中华行为医学与脑科学杂志, 2021, 30 (9) 6.
③ Ma Q, Li R, Wang L, et al. Temporal trend and attributable risk factors of stroke burden in China, 1990−2019: an analysis for the Global Burden of Disease Study 2019 [J]. The Lancet Public Health, 2021, 6 (12).

正危险因素[1]，可以通过减少这些危险因素来降低脑卒中的发病率与死亡率[2]。《"健康中国2030"规划纲要》要求加大慢性病的防治力度，完善癌症、脑卒中等重大慢性病防治体系建设，到2030年实现全人群慢性病健康管理[3]。脑卒中高危人群是脑卒中防治工作的重点人群[4]，在职职工由于工作繁忙，除体检外，没有太多时间和机会接受社区卫生服务，了解相关健康知识，因此为在职脑卒中高危人群提供有针对性的健康管理服务是非常必要的。健康管理是维护健康、促进健康的重要途径，在提升居民健康水平的同时还能控制医疗卫生总费用。要想更好地开展健康管理，就要了解健康管理的现状及需求[5]。目前，脑卒中高危人群健康管理问题虽得到一定重视，但还存在着人群健康管理需求未被满足的问题。当前，还未形成符合我国国情的健康管理理论体系、技术路径和运行模式，这些现实问题迫切需要解决。

通过对在职脑卒中高危人群的健康管理现状和需求进行分析，可以为有关部门提供建议，有利于联合开展有针对性的健康管理服务工作，组织相关健康教育活动，改善不良行为生活方式，降低脑卒中发病风险，提升在职脑卒中高危人群的健康管理效果，为探索更好的健康管理方案提供参考依据。

---

[1] O'donnell MJ，Chin SL，Rangarajan S，et al. Global and regional effects of potentially modifiable risk factors associated with acute stroke in 32 countries (INTERSTROKE)：a case−control study [J]. Lancet，2016，388 (10046).

[2] 甘勇，杨婷婷，刘建新，等. 国内外脑卒中流行趋势及影响因素研究进展 [J]. 中国预防医学杂志，2019，20（2）.

[3] 中共中央　国务院印发《"健康中国2030"规划纲要》[EB/OL]. (2016−10−25) [2023−1−31] http://www.gov.cn/zhengce/2016−10/25/content_5124174.htm.

[4] 王文慧，王育珊，梁冰，等. 乌鲁木齐市脑卒中高危人群健康素养现况及影响因素分析 [J]. 中华现代护理杂志，2021，27（9）.

[5] 张持晨，郑晓，薛雅卿，等. 2011—2020年我国健康管理领域研究现状及发展趋势 [J]. 中华健康管理学杂志，2021，15（6）.

二、数据分析

(一) 一般人口学特征

在筛出的在职脑卒中高危人群中,自我管理信息完善的有1062人。其中,男性占94.2%,女性占5.8%。年龄在40~60岁,其中45~49岁年龄段人数最多,占33.3%。文化程度以中专/高中及以上为主,占84.5%。职业以专业技术人员最多,占39.5%。婚姻状况以在婚的为主,占94.2%。年收入以5万~9万元的最多,占41.0%。

在职脑卒中高危人群一般人口学特征见表1-8-1。

表1-8-1 在职脑卒中高危人群一般人口学特征 ($n=1062$)

变量	分组	人数	构成比(%)	变量	分组	人数	构成比(%)
性别	男	1000	94.2	职业*	管理人员	359	34.3
	女	62	5.8		专业技术人员	414	39.5
年龄(岁)	40~44	212	20.0		其他人员	275	26.2
	45~49	354	33.3	婚姻状况*	在婚	998	94.2
	50~54	296	27.9		非在婚	62	5.8
	≥55	200	18.8				
文化程度	小学及以下	22	2.0	年收入*(万元)	<5	263	25.2
	初中	143	13.5		5~9	427	41.0
	中专/高中	245	23.1		≥10	352	33.8
	大专及以上	652	61.4				

注:*部分数据缺失,分析用有效数据。

(二) 脑卒中高危人群自我管理情况

1. 吸烟饮酒现状

在 1062 名脑卒中高危人群中，不吸烟者占 26.6%，已戒烟者占 6.6%，吸烟者占 66.8%。在 701 名吸烟人群中，每天吸烟 10 支及以上者占 64.1%，20 支及以上者占 8.7%；烟龄 30 年以上者占 11.5%；有 746 人回答有无被动吸烟经历，其中回答无/偶尔者占 36.6%，回答有者占 33.6%。在 1062 名脑卒中高危人群中，不饮酒者占 28.9%，已戒酒者占 5.3%，饮酒者占 65.8%；在饮酒者中，饮酒 20 年以上者占 49.3%，饮酒 30 年以上者占 10.2%，每周饮酒 5 次以上者占 11.2%，平均每次饮酒 3 两以上者占 37.2%。吸烟与缺血性脑卒中发病风险相关，其致病机制为烟雾促进血栓形成以及增强凝血功能并减少脑血流量[1]。《中国脑血管病一级预防指南 2019》（以下简称《指南》）[2]提出，饮酒是影响脑卒中发病的重要因素之一。本研究结果显示目前脑卒中高危人群对吸烟饮酒的自我管理差，其尚未意识到烟酒对健康的不良影响。

在职脑卒中高危人群吸烟饮酒管理情况见表 1-8-2。

---

[1] Larsson SC, Burgess S, Michaëlsson K. Smoking and stroke: a mendelian randomization study [J]. Ann Neurol, 2019, 86 (3).
[2] 王文志，龚涛，刘鸣，等. 中国脑血管病一级预防指南 2019 [J]. 中华神经科杂志，2019，52 (9).

表 1-8-2 在职脑卒中高危人群吸烟饮酒管理情况

变量	分组	人数（构成比,%）	变量	分组	人数（构成比,%）
吸烟	吸烟	709 (66.8)	饮酒	饮酒	699 (65.8)
	已戒烟	70 (6.6)		已戒酒	56 (5.3)
	不吸烟	283 (26.6)		不饮酒	307 (28.9)
每天吸烟支数（支）*	1~5	71 (10.1)	每周饮酒次数*	0~1	300 (44.4)
	6~9	181 (25.8)		2~4	300 (44.4)
	10~20	388 (55.4)		5~7	69 (10.2)
	≥20	61 (8.7)		>7	7 (1.0)
烟龄（年）*	0~5	18 (2.5)	酒龄（年）*	0~5	10 (1.5)
	6~20	315 (44.7)		6~20	337 (49.2)
	21~30	291 (41.3)		21~30	268 (39.1)
	>30	81 (11.5)		>30	70 (10.2)

注：* 部分数据缺失，分析用有效数据。

2. 自我饮食管理现状

在1062名在职脑卒中高危人群中，按时吃一日三餐者占68.2%，不能者占5.5%；食用腌、熏食物情况，经常吃和每天吃者（≥3次/周）占8.1%；经常和每天喝含糖饮料者占1.8%；外出就餐比较多者占26.8%，经常和频繁者共占10.5%；口味偏咸者占32.6%，偏淡者占14.3%；偏荤者占42.2%，偏素者占12.2%；每周蔬菜摄入≥5天者占75.5%，≤2天者占5.6%；每周水果摄入≥5天者占30.8%，≤2天者占46.2%。这提示在职脑卒中高危人群的自我饮食管理存在较多问题，需加强引导，控制不良饮食摄入，调整饮食结构与习惯，以降低脑卒中发病风险。

在职脑卒中高危人群饮食习惯情况见表1-8-3。

表1-8-3 在职脑卒中高危人群饮食习惯情况

变量	分组	人数（构成比,%）	变量	分组	人数（构成比,%）
按时吃一日三餐*	能	721（68.2）	蔬菜摄入（天/周）*	≥5	798（75.5）
	基本能	278（26.3）		3～4	200（18.9）
	不能	58（5.5）		≤2	59（5.6）
含糖饮料摄入	不喝	629（59.2）	食用腌、熏食物*	不食用	214（20.2）
	偶尔喝	414（39.0）		偶尔	761（71.7）
	经常喝	18（1.7）		经常	77（7.3）
	每天喝	1（0.1）		每天	9（0.8）
外出就餐	没有或偶尔	666（62.7）	口味	偏咸	346（32.6）
	比较多	285（26.8）		偏淡	152（14.3）
	经常	93（8.8）		适中	564（53.1）
	频繁	18（1.7）	水果摄入（天/周）*	≥5	324（30.8）
荤素偏好*	偏荤	448（42.2）		3～4	242（23.0）
	偏素	129（12.2）		≤2	486（46.2）
	适中	484（45.6）			

注：*部分数据缺失，分析用有效数据。

3. 日常运动和活动现状

本研究筛查出的1077名在职脑卒中高危人群中，自我管理信息完善的有1062人。在这1062人中，参与体育运动项目人数前三的依次是其他锻炼（9.0%）、跑步（4.9%）、中重度体力劳动（3.9%）；经常进行运动/劳动的有208人，占19.6%。日行步数6000步以上者占55.7%。美国心脏协会/美国中风协会指出，经常运动的人群比运动缺乏的人群脑卒中发病风险下降

25%～30%[1]，提示在职脑卒中高危人群运动率有待提高。

在职脑卒中高危人群运动情况见表1-8-4。

表1-8-4 在职脑卒中高危人群运动情况

变量	分组	人数	构成比（%）
运动	不运动	175	16.5
	偶尔运动	679	63.9
	经常运动	208	19.6
日行步数*	＜6000	464	44.4
	6000～9999	346	33.1
	≥10000	236	22.6
日常工作活动类型*	大部分时间坐着	640	60.3
	坐、走频繁重复	202	19.0
	大部分站着、走动	206	19.4
	必须用全身肌肉	13	1.2

注：*部分数据缺失，分析用有效数据。

4. 自我管理整体状况

自我管理得分在1~12分，中位数为7.0分（6.0，9.0）；优秀者占3.2%，合格者占46.7%，不合格者占50.1%。该研究结果较江刚[2]的研究结果低，说明在职脑卒中高危人群的自我管理有待提升。这可能与我国健康管理系统不完善、人群接受自我管理相关知识的途径不足有关。

---

[1] Meschia JF, Bushnell C, Boden－albala B, et al. Guidelines for the primary prevention of stroke: a statement for healthcare professionals from the American Heart Association/American Stroke Association [J]. Stroke, 2014, 45 (12).

[2] 江刚. 基于信息—动机—行为技巧模型的社区脑卒中高危人群自我管理行为研究 [D]. 合肥：安徽医科大学, 2023.

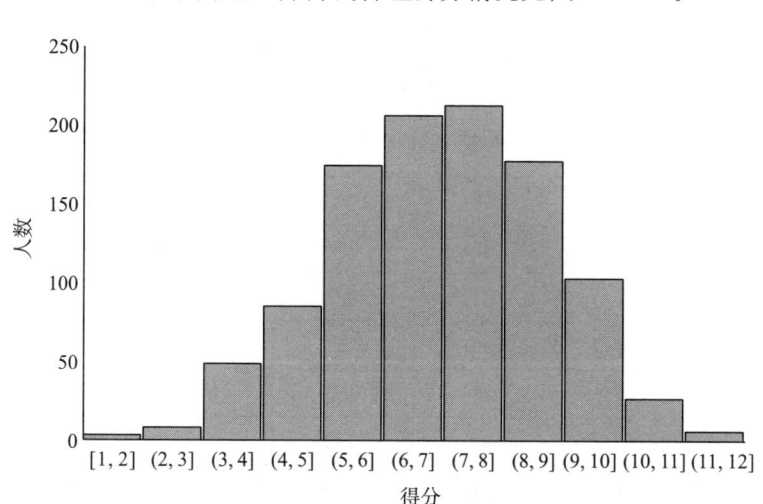

在职脑卒中高危人群自我管理得分情况见图1-8-1。

图1-8-1 在职脑卒中高危人群自我管理得分情况（$n=1062$）

（三）参加健康管理及需求情况

在1062名在职脑卒中高危人群中，自述参加过健康管理者有210人，参与率为19.8%，未参加过健康管理者占80.2%。在210位参加健康管理者中，医院健康管理中心/体检中心人数最多（73.6%），其次是社区卫生服务中心（14.5%）。在这1062人中，各个健康管理项目参与率排前三的有现场知识讲座（12.2%）、健康咨询（9.0%）、网络知识讲座（8.2%）；健康管理需求由高到低依次是体检（86.2%）、健康咨询（56.6%）、运动指导（52.7%）、现场知识讲座（50.8%）、定期随访（50.7%）、网络知识讲座（49.6%）。除体检外，健康管理需求率为66.8%。健康管理需求率远远大于参与率。

在职脑卒中高危人群健康管理项目参与及需求情况见表1-8-5。

表 1-8-5　在职脑卒中高危人群健康管理项目参与
及需求情况

项目	参加 人数	参加 构成比（%）	需求 人数	需求 构成比（%）
体检	1062	100.0	915	86.2
健康咨询	96	9.0	601	56.6
运动指导	34	3.2	560	52.7
现场知识讲座	129	12.2	539	50.8
定期随访	38	3.6	538	50.7
网络知识讲座	87	8.2	527	49.6
健康管理	210	19.8	709	66.8

这提示在职脑卒中高危人群健康管理现状不容乐观，健康管理需求远远未被满足，可能是因为我国健康管理发展缓慢，尚未形成符合我国国情的健康管理理论体系、技术路径和运行模式。在职脑卒中高危人群健康管理需求率为 66.8%，与李意昌等[1]、袁红等[2]的研究结果基本一致，但较祁月贞[3]、周慧迪等[4]、王婷等[5]的研究结果低，说明在职脑卒中高危人群的健康管理需求仍有待提升。健康管理需求排前三的有体检（86.2%）、健康咨询

---

[1] 李意昌，区解，招仲欢. 老年健康体检人群健康管理需求分析 [J]. 基层医学论坛，2022，26 (34).
[2] 袁红，张丽华，张学鹏，等. 荆州市 104 家企业健康管理需求调查 [J]. 中华健康管理学杂志，2010 (6).
[3] 祁月贞. 职工对健康管理需求的调查分析 [J]. 解放军医院管理杂志，2019，26 (5).
[4] 周慧迪，王静，杨芩，等. 医院体检中心老年人群健康管理需求及相关因素调查分析 [J]. 贵州医药，2019，43 (1).
[5] 王婷，毛琴，李帆. 关于健康体检人群对健康管理需求的调查 [J]. 智慧健康，2023，9 (16).

(56.6%)和运动指导(52.7%),与国内文献报道相符[1],除体检需求率较高外,其余健康管理项目需求率均不到60%,原因可能是在职职工大多数比较健康,没有太多疾病负担,预防为主的思想还没有建立。还有可能是本次调查男性居多,其更易忽视对自身健康的关注[2]。

(四)在职脑卒中高危人群健康管理需求的影响因素分析

以在职脑卒中高危人群有无健康管理需求为因变量(0=无,1=有),将单因素分析中差异有统计学意义者作为自变量,纳入二元Logistic回归模型,采用条件向前法进行分析。结果发现明显超重或肥胖、知识掌握情况、参加健康管理对在职脑卒中高危人群的健康管理需求有影响。

影响在职脑卒中高危人群健康管理需求的多因素Logistic回归分析见表1-8-6。

表1-8-6 影响在职脑卒中高危人群健康管理需求的多因素Logistic回归分析

变量	分组	OR(95%CI)	P
明显超重或肥胖	是	1(Ref)	
	否	0.740(0.569~0.964)	0.025
知识掌握情况	掌握	1(Ref)	
	未掌握	1.718(1.073~2.751)	0.024

---

[1] 杨丽丽.社区居民对健康管理服务认知与需求的调查[J].中医药管理杂志,2017,25(3).
[2] 战伟东.济南铁路局在职职工卫生服务需求调查[J].预防医学论坛,2016,22(8).

续表1-8-6

变量	分组	OR（95%CI）	P
参加健康管理	是	1（Ref）	
	否	2.220（1.524～3.235）	<0.001
常量		1.129	<0.662

明显超重或肥胖对健康管理需求有抑制作用：明显超重或肥胖者的健康管理需求（63.3%）低于无明显超重或肥胖者（70.1%）。

掌握知识、参加过健康管理对健康管理需求有促进作用：掌握知识者的健康管理需求（78.1%）高于未掌握知识者（65.4%）。参加过健康管理者的健康管理需求（80.5%）高于未参加过健康管理者（63.4%）。

明显超重或肥胖者的健康管理需求更低（$OR=0.740$）。其原因可能是该人群本身就不重视自身健康才导致明显超重或肥胖，又或者是该人群不知道或不认为明显超重或肥胖是一种疾病，会影响到自身的健康。知识掌握是在职脑卒中高危人群健康管理需求的促进因素（与不合格者相比，$OR=1.718$），与项莹等[1]、姚韦羽[2]的研究结果基本一致。本研究结果显示，知识未掌握者的比例高达89.3%，知识掌握者的比例仅为10.7%，表明在职脑卒中高危人群的知识掌握和认知情况较差，该人群在知识掌握方面有很大的提升空间。参加过健康管理是在职脑卒中高危人群健康管理需求的促进因素（$OR=2.220$）。其原因可能是参加过健康管理者会获得更多健康管理服务，在获得更多健康知

---

[1] 项莹，杨华. 社区居民健康管理需求影响因素的 logistic 回归分析［J］. 中华医院管理杂志，2015，31（10）.

[2] 姚韦羽. 脑卒中高危人群健康知信行现状及影响因素研究［D］. 保定：河北大学，2019.

识的同时也更加了解自身健康状况,所以健康管理需求更高。本研究结果显示,在职脑卒中高危人群参加过健康管理的比例为19.77%,表明该人群的健康管理意识淡薄,在主动参与健康管理方面有很大的提升空间。一方面,有关部门可以通过加强健康知识宣传教育,让他们更深入地了解脑卒中的危害以及健康管理对预防疾病的重要性;另一方面,工作单位和健康管理机构也可以相互协调,为职工提供更多可及、便捷、个性化的健康管理服务,从而提高其参与健康管理的积极性。

三、总结与思考

(一)在职脑卒中高危人群的自我管理水平有待提高

本研究结果显示在职脑卒中高危人群自我管理水平低,行为习惯得分合格者占46.7%,优秀者占3.2%。建议有关部门给予相关知识的健康科普,以增强该人群的健康管理意识,着重引导进行饮食、睡眠管理。

(二)在职脑卒中高危人群的健康管理现状和需求差距大

健康管理是维护健康、促进健康的重要途径,在提升居民健康水平的同时还能控制医疗卫生总费用。要想更好地开展健康管理,就要了解健康管理的现状及需求[1][2]。本研究结果显示,在职脑卒中高危人群健康管理参与率只有19.77%,需求率为

---

[1] 吴艳,黄奕祥. 我国健康管理服务的需求现状分析[J]. 中国医疗前沿,2009,4(9).

[2] 张持晨,郑晓,薛雅卿,等. 2011—2020年我国健康管理领域研究现状及发展趋势[J]. 中华健康管理学杂志,2021,15(6).

66.76%，健康管理现状和需求差距大，健康管理需求未被满足。建议有关部门开展有针对性的健康管理服务工作，加强健康档案管理，进行相关健康管理培训，以便给在职职工提供相关健康教育，提高健康管理参与率，满足更多在职职工的需求，帮助在职职工改善不良行为生活方式。

（三）在职脑卒中高危人群健康管理需求的影响因素

多因素分析结果显示，在职脑卒中高危人群的健康管理需求受明显超重或肥胖、知识掌握情况、参加健康管理的影响。建议做好以下几方面的工作：加强对超重或肥胖的健康知识宣传，让在职脑卒中高危人群了解自身健康水平，从而增加健康管理需求；加强健康知识宣传是提高在职脑卒中高危人群健康管理需求的重要途径；参加健康管理可能会形成"参加健康管理→提高健康管理需求→继续参加健康管理"的良性循环，从而提高在职脑卒中高危人群的健康水平。建议相关部门积极、全面地开展健康管理工作，提高健康管理参与率，从而提高健康管理需求率，进一步降低脑卒中发生率。

综上所述，在职脑卒中高危人群健康管理参与率远低于需求率，且需求率有待提升。应根据该人群健康管理需求的影响因素及脑卒中危险因素检出情况，开展有针对性的健康管理服务工作[1]，以明显超重或肥胖者、未掌握脑卒中相关知识者、没有参加过健康管理者为重点关注对象，重点做好针对血脂异常、运动缺乏、吸烟、高血压、超重或肥胖等的健康教育，以提高该人群的健康管理需求，改善不良行为生活方式，降低脑卒中发病风险。

---

[1] 鲍勇. 上海市社区居民健康管理认知调查及有关问题研究［J］. 中华健康管理学杂志，2014，8（4）.

第二章　在职脑卒中高危人群干预

第一节　在职脑卒中高危人群健康教育

一、在职脑卒中高危人群干预项目实施要点

（一）确定项目点

通过筛检资料初步分析并遴选出符合要求的单位，沟通商讨后确定干预项目点并签订协议。

（二）项目点组织构建

确定项目点活动组织协调负责人，进一步确定干预项目点健康教育现场骨干人员，制作项目点各方面工作负责人员通讯录。

（三）健康管理基线资料收集与干预人群分组

根据基线调查结果分组，确定脑卒中高危人群、中危人群、低危人群和普通人群，整理前期职工的基线问卷调查和相关体检资料，建立健康管理基线资料，便于后期分类管理。本项目仅对干预项目点高危人群进行干预。

脑卒中人群筛查分类如下[①]。

1）高危人群：具有高血压、血脂异常、糖尿病、房颤或者瓣膜性心脏病、吸烟史、明显超重或肥胖、运动缺乏、脑卒中家族史等8项脑卒中危险因素中的3项及以上者，或有短暂性脑缺血发作者，或既往有脑卒中者，判定为脑卒中高危人群。

2）中危人群：具有3项以下危险因素，但患有高血压、糖尿病、房颤或者瓣膜性心脏病3种慢性病之一者，判定为脑卒中中危人群。

3）低危人群：具有3项以下危险因素且无高血压、糖尿病、房颤或者瓣膜性心脏病3种慢性病之一者，判定为脑卒中低危人群。

4）普通人群：不属于前几类的其他人群。

（四）在职脑卒中高危人群社区干预试验

1. 研究内容

1）制定在职脑卒中高危人群健康管理干预指南。
2）搭建健康管理信息平台。
3）在干预组开展以健康教育与健康促进为主的健康管理活动。
4）评价依托于体检中心开展的在职职工的脑卒中健康教育模式的干预效果。

2. 在职脑卒中高危人群的选择标准和研究方法

1）选择标准：根据脑卒中高危人群评定标准，筛出脑卒中高危人群。以40~60岁在职脑卒中高危人群为干预试验研究对

---

① 脑卒中人群筛查及综合干预技术方案［EB/OL］. https://www.gov.cn/zhengce/zhengceku/2019－11/19/5453477/files/8fd420cc86064329b4677f3951166055.pdf.

象。根据体检单位的实际情况及规模（高危人群≥100人/单位）、单位性质、可比性和意愿，确定参加干预试验的单位，将筛检出来的高危人群作为后期干预试验研究对象。

（1）纳入标准：①年龄≥40周岁；②本次调查筛查出的脑卒中高危人员；③所在单位愿意参与脑卒中干预项目；④思维清晰，能够清楚地表达自己的观点；⑤距退休年限>1年；⑥本人能够独立使用微信聊天软件且愿意参与此项目，确定后签署知情同意书。

（2）排除标准：①拒绝参与本项目；②患有呼吸系统疾病、恶性肿瘤等重大基础疾病；③交流有障碍，如患有精神病或精神异常等。

2）研究方法：在脑卒中筛查的基础上，制订干预方案，选择性质相似且具有可比性的单位作为干预试验现场，按照整群随机分组的方法分为干预组和对照组。根据制订的干预方案对干预组实施干预，对照组无任何干预。在干预前、干预1年后对干预组和对照组进行问卷调查、体格检查以及血液生化检查，分析干预对脑卒中高危人群的影响。

研究技术路线见图2-1-1。

❀ 在职脑卒中高危人群的筛查与干预研究

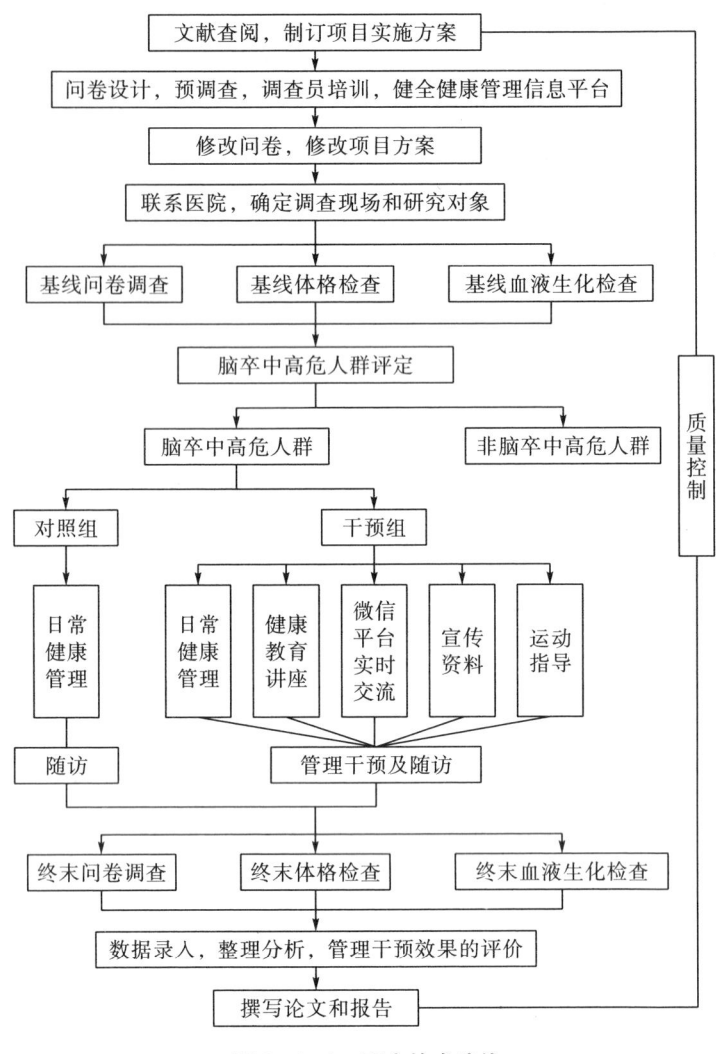

```
         ┌─────────────────────────────────┐
         │    文献查阅，制订项目实施方案    │
         └─────────────────────────────────┘
                       ↓
    ┌──────────────────────────────────────────┐
    │ 问卷设计，预调查，调查员培训，健全健康管理信息平台 │
    └──────────────────────────────────────────┘
                       ↓
         ┌─────────────────────────────┐
         │    修改问卷，修改项目方案    │
         └─────────────────────────────┘
                       ↓
         ┌─────────────────────────────┐
         │  联系医院，确定调查现场和研究对象  │
         └─────────────────────────────┘
                       ↓
    ┌──────────┬──────────────┬──────────────┐
    │基线问卷调查│  基线体格检查  │基线血液生化检查│
    └──────────┴──────────────┴──────────────┘
                       ↓
              ┌─────────────────┐
              │ 脑卒中高危人群评定 │
              └─────────────────┘
                   ↓          ↓
          ┌─────────────┐  ┌─────────────┐
          │ 脑卒中高危人群 │  │非脑卒中高危人群│
          └─────────────┘  └─────────────┘
              ↓        ↓
         ┌────────┐  ┌────────┐
         │ 对照组 │  │ 干预组 │
         └────────┘  └────────┘
             ↓         ↓
    ┌────────┐  ┌────┬────┬────┬────┬────┐
    │日常健康│  │日常│健康│微信│宣传│运动│
    │ 管理   │  │健康│教育│平台│资料│指导│
    │        │  │管理│讲座│实时│    │    │
    │        │  │    │    │交流│    │    │
    └────────┘  └────┴────┴────┴────┴────┘
         ↓              ↓
    ┌────────┐     ┌──────────────┐
    │ 随访   │     │ 管理干预及随访│
    └────────┘     └──────────────┘
                       ↓
    ┌──────────┬──────────────┬──────────────┐
    │终末问卷调查│  终末体格检查  │终末血液生化检查│
    └──────────┴──────────────┴──────────────┘
                       ↓
         ┌─────────────────────────────────┐
         │ 数据录入，整理分析，管理干预效果的评价 │
         └─────────────────────────────────┘
                       ↓
              ┌─────────────────┐
              │  撰写论文和报告  │
              └─────────────────┘

                                          质量控制
```

图 2-1-1　研究技术路线

干预组干预的主要内容：①利用医院健康管理中心健康管理信息平台，定期给每位干预对象推送脑卒中防治健康知识。②安排心血管防治专家定期到干预组单位，举办现场咨询，开展脑卒中防治健康知识讲座。③设立脑卒中咨询微信群，由专人维护并定期进行脑卒中防治知识讲解，用于发布讲座和定期随访指导通知，推送脑卒中防治相关知识，干预对象有问题时可通过微信群随时与专家沟通。④在单位宣传栏上张贴脑卒中防治相关知识海报，有针对性地制作宣传单放在单位资料阅读处。⑤对干预对象进行运动指导，如手指操、八段锦、太极拳等。

3. 统计分析

用 SPSS 26.0 软件进行结果数据分析和处理，比较两个组干预前后的脑卒中相关知识得分及掌握情况，评价健康管理的干预效果。定量资料且符合正态分布则采用 $\bar{x}\pm s$ 进行统计描述，分组比较则采用 t 检验。分类资料则用构成比和率进行统计描述，分组比较则采用卡方检验。

4. 质量控制

1) 健康管理档案的建立：由健康管理师或医师建立完整的研究对象健康管理档案，课题组成员对健康管理档案的质量进行抽查。

2) 微信群：微信群的建立对于后期干预非常重要。课题组成员定期对微信群进行维护和管理。

3) 健康讲座及健康咨询：健康讲座的主讲人以及健康咨询专家必须具有心血管内科或神经内科高级职称，以确保讲座以及咨询的质量。在当次季度讲座1周前，课题组需确定好专家以及主讲的内容，对内容进行审核。干预负责人需将每个单位培训的时间、主讲人以及主讲内容通过微信群以及单位通知给干预对象。每次讲座以及健康咨询确保70%以上干预对象参与。

4) 运动指导：运动指导是健康管理非常重要的内容。请专业的体育老师对本次干预的运动进行指导，每次运动指导均需要组织签到，课题组定期进行运动质量的抽检。

5) 每季度的随访以及终末调查问卷均抽取5%进行电话

回访。

5. 干预过程和任务完成情况

1）建立依托于医院的脑卒中综合防控平台：脑卒中综合防控平台依托医院健康管理中心的健康管理信息平台，收集在职体检人群接受的所有医疗卫生服务信息，形成完整、动态的个人电子健康档案，实现脑卒中患者医疗信息数据的集中收集、存储，实现对个人整个生命周期健康信息的完整记录，并建立筛查、治疗和随访管理服务机制，为脑卒中患者提供全面、及时、准确的防控和诊治服务。

2）干预组开展的干预活动。

（1）成立研究队伍：2021年2月设立2个脑卒中咨询微信群、1个通知群、1个讨论群，由专人维护和管理。

（2）开展健康讲座：2021年2月—2021年8月，定期在干预组开展健康讲座。由心血管防治专家定期为干预组单位提供现场咨询、脑卒中防治健康知识讲座（4次）以及网络健康知识推送（7次）。

干预组健康教育讲座安排见表2-1-1。

表2-1-1 干预组健康教育讲座安排

主题	时间	方式	主题	时间	方式
认识脑卒中	1月	现场	认识高血压	4月	现场
合理膳食与脑卒中	1月	线上	认识糖尿病	4月	线上
饮酒与健康	2月	线上	吸烟与健康	5月	线上
认识高脂血症	2月	现场	脑卒中高危人群健康管理	5月	现场
运动与健康	3月	线上	不良情绪与健康	6月	线上
认识肥胖	3月	线上			

（3）网上知识推送：利用医院健康管理中心的健康管理信息平台，向每位干预对象推送脑卒中防治知识。

（4）网上讲座和咨询：每个月对干预组选择 5~8 个题目提问，结合线上讲座内容，组织专家定期进行脑卒中防治知识的讲解，干预对象有问题时可通过微信群随时与专家沟通。

（5）运动指导：对干预组进行手指操、八段锦、太极拳指导。具体运动类型由干预对象自主选择，先确定人员，再由单位确定时间，请专家每周指导 1 次。2 个月共 8 次课，每个月推送视频，由干预对象自行锻炼。

（6）健康知识宣传：有针对性地设计并制作脑卒中防治相关知识海报和宣传单，电子版发到微信群里面，发给单位，打印出来放在单位资料阅读处，供职工自由取阅。

（7）核心知识测试：为提高脑卒中健康管理学习效果，每次在推送视频的同时，把当天需要掌握的核心知识问题及答案（采用截图形式）发群里，促进干预对象了解脑卒中防治每个部分的相关知识。每个月底开展网络有奖知识问答活动，鼓励干预对象积极参加。

3）随访和指导：对干预组每季度进行 1 次随访，利用随访调查表收集相关资料，内容主要包括干预对象本月血压、血糖、吸烟、运动、体重等的情况。随访与每季度的健康教育讲座以及咨询相结合。对干预组进行有针对性的健康指导。

4）终末调查：利用终末调查问卷，对干预组和对照组进行终末调查，内容和基线调查一致。

6. 干预组和对照组的基本情况

比较干预组和对照组的基本情况，两组人群在性别、年龄、文化程度、婚姻状况、年收入等方面差异均没有统计学意义，说明具有可比性，即干预组与对照组是均衡可比的。

对照组与干预组的基本情况比较见表 2-1-2。

表 2-1-2 对照组与干预组的基本情况比较

基本情况		干预组（$n=180$）	对照组（$n=180$）	t/χ^2	P
年龄		47.36±6.37	47.96±6.37	0.89	0.372
性别	男	113（62.8%）	119（66.1%）	0.44	0.509
	女	67（37.2%）	61（33.9%）		
文化程度	小学及以下	2（1.1%）	3（1.7%）	2.12	0.549
	初中	26（14.4%）	23（12.8%）		
	中专/高中	39（21.7%）	50（27.8%）		
	大专及以上	113（62.8%）	104（57.8%）		
婚姻状况（例）	未婚	6（3.3%）	3（1.7%）	3.24	0.198
	已婚	162（90.0%）	171（95.0%）		
	其他	12（6.7%）	6（3.3%）		
年收入（万元）	<5	39（21.7%）	37（20.6%）	0.13	0.935
	5～9	83（46.1%）	82（45.6%）		
	≥10	58（32.2%）	61（33.8%）		

二、健康教育活动安排、教学方法、培训流程

（一）健康教育活动安排（表 2-1-3）

表 2-1-3 健康教育活动安排

分类	集中培训	单位宣传
主持人	项目点总负责人	单位项目负责人
负责人	医院医务人员	健康教育组长
形式	健康教育培训	宣传资料讲解（同伴教育）
后勤服务	项目点负责后勤的人员	宣传骨干

续表2-1-3

分类	集中培训	单位宣传
对象	干预组的脑卒中高危人群，30~45人/单位，共3个单位	每个单位的所有职工；普通人群，高、中、低危人群
其他参与人员	医院医务人员1人/次，负责学生志愿者3~5人	项目组成员1~2人，负责宣传服务学生志愿者3~5人
培训地点	干预单位会议室或线上	会议厅（健康小屋）
培训方法	讲课（为主）、讨论、有奖问答、示范与练习、健康指导	学习心得交流、讨论、角色扮演、讲课（为辅）、指导

（二）教学方法

1. 讲课

简单介绍实际情况、基本要求和问题，提供该课程的一些情况并解释基本概念。

2. 小组讨论

对于课题和课程中产生的问题可进行沟通交流。讨论可在健康教育小组长的启发和帮助下进行。健康教育组长可组织进行全体讨论或4~5人/组的小组讨论，为组员创造交换意见的机会。

3. 集体讨论（头脑风暴法）

这是一种自由发表意见的形式。给全体成员提供一个相同的问题或题目，要求通过创造性的自发言论提出最多的建议，而不是在讨论、判断、评估后提出建议。自由的气氛是必需的，在建议被提出时应立即把它们写下来。提出的建议越多越好，而非只要好建议。在所有的建议提出后，仔细地分析这些建议，分清和（或）解释可以做到的建议是哪些。

4. 示范和练习

参加者通过健康教育组长的示范了解该做什么和怎么做。健康教育组长示范之后,应观察参加者是否做得正确。示范和练习是为了让参加者对该技能有更详细的了解。健康教育组长应该解释该技能的目的及参加者应注意的细节,简明扼要地指导,在示范时让参加者练习该技能。

5. 角色扮演

健康教育组长和参加者各自扮演一个角色。这种安排是为了给课堂讨论提供方便,以便于更好地洞察主题。健康教育组长可以举例说明或让参加者各自练习。

(三) 培训基本程序 (图2—1—2)

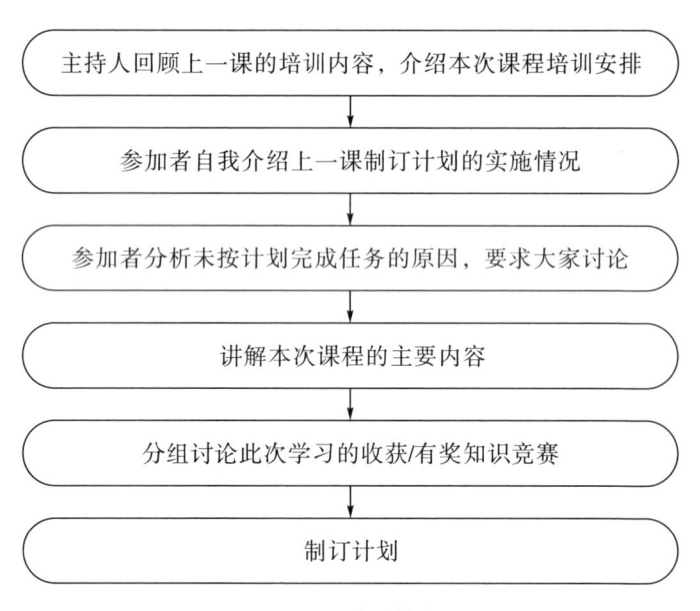

```
主持人回顾上一课的培训内容,介绍本次课程培训安排
            ↓
参加者自我介绍上一课制订计划的实施情况
            ↓
参加者分析未按计划完成任务的原因,要求大家讨论
            ↓
讲解本次课程的主要内容
            ↓
分组讨论此次学习的收获/有奖知识竞赛
            ↓
制订计划
```

图2—1—2 **培训基本程序**

三、脑卒中健康教育团队的组成与职责

脑卒中健康教育团队由项目点负责人、项目点医务人员、组长、宣传骨干以及宣传员组成。

（一）项目点负责人

1）安排选定单位的培训。
2）协调健康教育宣传队的培训。
3）协助健康小屋的建设。
4）督导健康教育宣传队的培训和活动。

（二）项目点医务人员

1）参加选定单位的培训。
2）组织分管单位健康教育宣传队的培训。
3）参与健康小屋的建设。
4）组建健康教育宣传队。

（三）组长

1）参加选定单位的培训。
2）组织健康教育宣传队的培训。
3）确定各项工作负责人和收集管理资料。
4）指导健康教育宣传队成员开展社区宣传活动。

（四）宣传骨干

1）参加选定单位的培训。
2）配合组长组织健康教育宣传队的培训。
3）由组长分工，完成各项工作。
4）指导健康教育宣传队成员开展单位宣传活动。

5）指导健康教育宣传队成员进行各种养生保健运动。

6）指导高危人群进行各种养生保健运动。

（五）健康教育宣传队成员

1）参加单位健康教育宣传队的培训。

2）在健康教育宣传队培训后制订计划，配合完成计划的各项任务。

3）开展单位宣传活动。

4）根据身体健康状况和自身喜好选择至少1种养生保健运动。

5）指导高危人群进行各种养生保健运动。

第二节　在职脑卒中高危人群干预试验效果评估

一、文献综述

除了年龄、性别、种族、遗传因素外，高血压、糖尿病、心脏病、超重或肥胖、吸烟、饮食与营养、体力活动不足、高同型半胱氨酸血症都是脑卒中的危险因素[1]，可以通过控制这些危险因素来降低脑卒中的发病率与死亡率。根据我国现阶段脑卒中高危人群管理相关研究报道[2]，目前，主要问题在于居民脑卒中防

---

[1] 甘勇，杨婷婷，刘建新，等. 国内外脑卒中流行趋势及影响因素研究进展［J］. 中国预防医学杂志，2019，20（2）.

[2] 徐寒莹，徐鹏，张影，等. 中国脑卒中高危人群防控管理现状分析［J］. 中国慢性病预防与控制，2021，29（8）.

范意识有待提高，对早期出现的预警症状不敏感，缺乏自我健康管理知识，所以需要对脑卒中高危人群加强健康管理，以提高脑卒中相关知识知晓率，实现脑卒中一级预防。孟凡英[1]的研究结果显示，所有患者在干预后收缩压、舒张压、甘油三酯、低密度脂蛋白胆固醇、糖化血红蛋白和 BMI 均低于干预前，且两组数据间差异有统计学意义（$P<0.05$），干预前的生活质量评分低于干预后（$P<0.05$）。这表明对脑卒中高危人群进行针对性干预能够改善相关危险因素，该方法值得在临床上使用和推广。张立辉等[2]研究发现，对脑卒中高危人群干预两年后进行随访，吸烟、高血压、血脂异常、颈动脉斑块的发生率分别由 2019 年的 35.8%、84.4%、68.4%、34.2% 下降至 2021 年的 27.4%、80.6%、50.6%、21.1%。干预后显著改善的血清指标为总胆固醇、低密度脂蛋白胆固醇和高密度脂蛋白胆固醇。干预后脑卒中高危人群的风险因素知晓率、规范服药率、未吸烟人数比例明显升高，差异均有统计学意义（$P<0.05$）。本部分对干预前后两组人群脑卒中防治知识及相关情况进行比较和分析，评估利用医院健康管理信息平台，以多种健康知识传递方式，对在职脑卒中高危人群开展健康管理的效果，为今后开展在职职工脑卒中的一级预防提供科学依据。

---

[1] 孟凡英. 脑卒中高危人群的筛查及临床干预效果评价［C］. 2023.
[2] 张立辉，李宁，孙淑艳，等. 山东省某农村地区脑卒中高危人群干预 2 年后效果评估［J］. 中国初级卫生保健，2023，37（4）.

二、数据分析

(一) 干预前后对照组与干预组脑卒中总知识的掌握情况

干预前对照组与干预组的脑卒中总知识掌握率与 25 个题目的正确率的差异，除 C10、C13、C14、C21 外，均无统计学意义（$P>0.05$）。干预后：干预组的脑卒中总知识掌握率为 55.0%，对照组的脑卒中总知识掌握率为 15.6%，差异有统计学意义（$P<0.05$）；干预组 C1、C2、C4、C5、C6、C7、C8、C9、C10、C11、C12、C13、C14、C15、C17、C18、C19、C21、C22、C23、C24、C25 共 22 个题目的正确率比对照组高，差异具有统计学意义（$P<0.05$），干预后干预组正确率高于对照组。两组 C3、C16、C20 差异无统计学意义（$P>0.05$）。干预组前后对比，干预后的掌握率高于干预前。结果表明，对在职脑卒中高危人群开展健康管理干预有助于提高其脑卒中总知识掌握率，达到认知干预的目的，能够通过改变思维、信念来纠正错误认知[1]。原因可能是施加干预后，专业人员通过通俗易懂的语言讲解脑卒中相关专业知识、开展基础健康管理活动，使在职脑卒中高危人群在学习中不断增强对脑卒中的认知，提升了自身防范意识。

干预前后对照组与干预组脑卒中总知识掌握率比较见表 2-2-1。

---

[1] 黎定兰，刁礼娟. 基于"知信行"模式下的健康管理对脑卒中患者自我管理能力及再住院率的影响分析 [J]. 黑龙江医学，2022，46 (6).

表 2-2-1　干预前后对照组与干预组脑卒中总知识掌握率比较

知识条目	基线 对照组 [n（%）]	基线 干预组 [n（%）]	χ^2	P	终末 对照组 [n（%）]	终末 干预组 [n（%）]	χ^2	P
C1	118（65.6）	105（58.3）	1.99	0.158	111（61.7）	131（72.8）	5.04	0.025
C2	60（33.3）	63（35.0）	0.11	0.739	73（40.6）	95（52.8）	5.40	0.020
C3	62（34.4）	61（33.9）	0.01	0.912	90（50.0）	105（58.3）	2.52	0.113
C4	23（12.8）	36（20.0）	3.43	0.064	21（11.7）	48（26.7）	13.07	<0.001
C5	45（25.0）	59（32.8）	2.65	0.104	73（40.6）	121（67.2）	25.76	<0.001
C6	93（51.7）	105（58.3）	1.62	0.204	127（70.6）	158（87.8）	16.19	<0.001
C7	68（37.8）	65（36.1）	0.11	0.743	89（49.4）	132（73.3）	21.67	<0.001
C8	96（53.3）	95（52.8）	0.01	0.916	116（64.4）	146（81.1）	12.62	<0.001
C9	66（36.7）	61（33.9）	0.30	0.581	84（46.7）	129（71.7）	23.28	<0.001
C10	153（85.0）	132（73.3）	7.43	0.006	150（83.3）	178（98.9）	26.89	<0.001
C11	145（80.6）	154（85.6）	1.60	0.206	162（90.0）	172（95.6）	4.15	0.042
C12	122（67.8）	115（63.9）	0.61	0.437	132（73.3）	158（87.8）	11.99	0.001
C13	127（70.6）	109（60.6）	3.99	0.046	127（70.6）	162（90.0）	21.49	<0.001
C14	108（60.0）	87（48.3）	4.93	0.026	108（60.0）	142（78.9）	15.13	<0.001
C15	100（55.6）	85（47.2）	2.50	0.114	102（56.7）	140（77.8）	18.20	<0.001
C16	78（43.3）	73（40.6）	0.29	0.593	89（49.4）	107（59.4）	3.63	0.057
C17	102（56.7）	111（61.7）	0.93	0.335	120（66.7）	164（91.1）	32.29	<0.001
C18	59（32.8）	61（33.9）	0.05	0.823	72（40.0）	132（73.3）	40.72	<0.001
C19	54（30.0）	63（35.0）	1.03	0.311	86（47.8）	142（78.9）	37.51	<0.001
C20	30（16.7）	30（16.7）	0.00	1.000	44（24.4）	57（31.7）	2.33	0.127
C21	89（49.4）	109（60.6）	4.49	0.034	107（59.4）	148（82.2）	22.60	<0.001
C22	77（42.8）	79（43.9）	0.05	0.832	96（53.3）	132（73.3）	15.50	<0.001
C23	78（43.3）	69（38.3）	0.93	0.335	75（41.7）	125（69.4）	28.13	<0.001

续表2-2-1

知识条目	基线				终末			
	对照组 [n（%）]	干预组 [n（%）]	χ^2	P	对照组 [n（%）]	干预组 [n（%）]	χ^2	P
C24	54（30.0）	65（36.1）	1.52	0.218	73（40.6）	95（52.8）	5.40	0.020
C25	54（30.0）	53（29.4）	0.01	0.908	60（33.3）	107（59.4）	24.67	<0.001
总知识	14（7.8）	20（11.1）	1.17	0.280	28（15.6）	99（55.0）	61.33	<0.001

（二）干预前后对照组与干预组行为生活方式比较

干预前对照组与干预组的吸烟、饮酒、高盐饮食、运动缺乏差异均无统计学意义（P>0.05）。干预后对照组与干预组的吸烟、饮酒、高盐饮食、运动缺乏差异均有统计学意义（P<0.05）。这表明健康管理能改善不良生活方式，基于微信平台的健康管理对行为生活方式有明显影响。

干预前后对照组与干预组行为生活方式比较见表2-2-2。

表2-2-2 干预前后对照组与干预组行为生活方式比较

行为生活方式	干预前				干预后			
	对照组 [n（%）]	干预组 [n（%）]	χ^2	P	对照组 [n（%）]	干预组 [n（%）]	χ^2	P
吸烟	140（77.8）	127（70.6）	2.45	0.118	112（62.2）*	91（50.6）*	4.98	0.026
饮酒	123（68.3）	108（60.0）	2.72	0.099	116（64.4）	94（52.2）*	5.53	0.019
高盐饮食	55（30.6）	66（36.7）	1.51	0.220	47（26.1）	29（16.1）*	5.40	0.020
运动缺乏	146（81.1）	155（86.1）	1.64	0.200	139（77.2）	121（67.2）*	4.49	0.034

注：*表示与本组干预前比较，P<0.05。

（三）干预前后对照组与干预组相关指标控制水平比较

对照组与干预组的收缩压、舒张压、总胆固醇、甘油三酯、低密度脂蛋白胆固醇、高密度脂蛋白胆固醇、空腹血糖、BMI和脑血管功能评分在干预前差异均无统计学意义（$P>0.05$）。干预后对照组与干预组的收缩压、舒张压、总胆固醇、甘油三酯、低密度脂蛋白胆固醇、高密度脂蛋白胆固醇、空腹血糖、BMI和脑血管功能评分差异均有统计学意义（$P<0.05$）。干预后，干预组的收缩压、舒张压、总胆固醇、甘油三酯、低密度脂蛋白胆固醇、空腹血糖和BMI均低于干预前（$P<0.05$），且干预组的收缩压、舒张压、总胆固醇、甘油三酯、低密度脂蛋白胆固醇、空腹血糖和BMI低于对照组（$P<0.05$），两组干预前的高密度脂蛋白胆固醇和脑血管功能评分均低于干预后（$P<0.05$），对照组高密度脂蛋白胆固醇、脑血管功能评分低于干预组（$P<0.05$），说明基于医院健康管理信息平台的脑卒中高危人群干预活动能够使高危人群有效地控制血压、血脂、血糖水平，减少脑卒中的暴露因素，更好地改善脑血管功能，对脑卒中一级预防有积极作用。

干预前后对照组与干预组的相关指标比较见表2-2-3。

表 2-2-3 干预前后对照组与干预组的相关指标比较

指标	干预前 对照组 [($\bar{X}\pm s$)/ $M(P_{25}, P_{75})$]	干预前 干预组 [($\bar{X}\pm s$)/ $M(P_{25}, P_{75})$]	P	干预后 对照组 [($\bar{X}\pm s$)/ $M(P_{25}, P_{75})$]	干预后 干预组 [($\bar{X}\pm s$)/ $M(P_{25}, P_{75})$]	P
SBP (mmHg)	138.06±19.21	141.56±18.34	0.078	137.18±17.39	129.74±14.37*	<0.001
DBP (mmHg)	88.46±11.76	89.98±13.06	0.248	87.61±11.41	85.21±9.12*	0.028
TC (mmol/L)	5.34±1.09	5.15±1.03	0.099	5.13±0.84*	4.67±0.83*	<0.001
TG (mmol/L)	2.55 (1.90, 3.81)	2.44 (1.80, 3.39)	0.120	2.43 (1.71, 3.51)	1.85 (1.36, 2.25)*	<0.001
LDL-C (mmol/L)	3.14±0.87	3.06±0.90	0.412	2.97±0.75*	2.76±0.67*	0.006
HDL-C (mmol/L)	1.12±0.24	1.07±0.25	0.083	1.21±0.24*	1.34±0.33*	<0.001
FBG (mmol/L)	6.15±2.38	6.10±2.38	0.858	6.07±2.22	5.61±1.68*	0.029
BMI (kg/m2)	25.84±3.34	26.10±3.42	0.465	25.69±3.03	25.05±3.11*	0.047
CVFS	55 (41.25, 63)	54 (42, 62.75)	0.838	60 (48, 67.75)*	65 (52, 71.75)*	0.005

注：*表示与本组干预前比较，$P<0.05$。SBP, 收缩压；DBP, 舒张压；TC, 总胆固醇；TG, 甘油三酯；低密度脂蛋白胆固醇；HDL-C, 高密度脂蛋白胆固醇；FBG, 空腹血糖；BMI, 体质指数。

三、总结与思考

健康管理是脑卒中预防工作的重点之一，其投入少、产出高、效益大，是患者接受专业知识、提高自我保健意识、主动遵医的重要渠道①。基于医院健康管理的认知行为干预，在脑卒中高危人群管理中有明显效果，可以促进脑卒中高危人群获取知识，提高脑卒中知识掌握水平。研究表明②，对脑卒中患者开展健康教育并且加强对危险因素的管理，控制好高血压、糖尿病是经济有效的脑卒中二级预防措施，可显著降低一年内缺血性脑卒中患者的复发率及预后不良发生率。

脑卒中相关知信行水平亟待提高，重点是促进人们从知识层面转向行为生活方式层面。对脑卒中相关危险因素采取针对性的干预措施，能够预防或推迟心脑血管疾病的发生，从而避免卫生资源的浪费③。因此，应该加大对血脂异常、运动缺乏、吸烟、高血压等危险因素的宣传，倡导积极参与健康管理服务，以提高脑卒中相关知信行水平。针对可能存在的危险因素，要加以防范，做好定期监测工作，并对其他危险因素加以控制和处理，最大限度地减少疾病的发生。同时，提醒患者和风险人群要戒烟限酒，限制每天饮食中的盐分摄入量，多食用新鲜蔬菜和水果，科学合理地运动，以增强体质，降低各种心脑血管疾病的发病率。此外，若发现已经有糖尿病、高血压等病症，应及时采取药物治

---

① 张丽华，葛艳红，唐丽梅，等. 认知行为疗法对脑卒中合并糖尿病患者血糖及自我管理行为的影响［J］. 山西医药杂志，2018，47（11）.
② 张桂芳，刘真亚，高石娟，等. 以脑卒中健康管理师为主导的健康教育在缺血性脑卒中患者治疗依从性中的应用［J］. 介入放射学杂志，2020，29（1）.
③ 健康中国行动（2019—2030年）：总体要求、重大行动及主要指标［J］. 中国循环杂志，2019，34（9）.

疗，减少疾病的危害[①]。

行为改变是一个漫长的过程，很多脑卒中高危人群都存在"知而不行"的问题，短期的干预效果并不明显。脑卒中是一种发病原因较为复杂的疾病，建立健康生活方式、纠正不良生活习惯是防治脑卒中的关键。知识向行为的转变是一个长期的过程，要想得到明显的效果就需要长时间积累。今后有关部门在继续开展多种形式的健康讲座时，应该注意扩大人群覆盖面，长期定期宣传，提高宣传讲座的影响力。依托医院健康管理信息平台进行干预可提高脑卒中高危人群总知识掌握率，对帮助脑卒中高危人群了解相关知识具有明显的正向作用。该健康管理方法值得进一步推广，用于脑卒中高危人群的一级预防。有关部门应在本次健康管理方案的基础上进一步探索更为高效的健康管理方案，形成更加生动、更具针对性、形式多样的健康管理方案。

第三节　构建"三位一体"健康管理模式

一、"三位一体"健康管理模式简介

在职职工基于工作原因，没有时间定期到社区卫生服务中心参加健康管理，或者认为社区卫生服务中心级别较低，对其医疗水平和仪器设备不信任，不愿意到社区卫生服务中心参加健康管理。因此，我们需要探寻新的健康管理模式，解决在职职工如何开展健康管理的问题。目前，大多数企事业单位每年会组织职工到固定的大中型医院体检中心参加单位体检。这些医院拥有较好

[①] 牛晓芳. 脑卒中危险因素有哪些？如何预防脑卒中？[N]. 山西科技报，2023-09-04（A08）.

的仪器设备、优秀的医务人员及提供健康管理服务的专业团队，可开展规范的健康管理，职工对其的信任度比较高。因此，通过医院的体检中心对在职脑卒中高危人群加强健康管理是一种切实可行的方式，可在医院、工作单位和个人之间形成"三位一体"健康管理模式。"三位一体"健康管理模式（图2-3-1）是以互联网平台为基础，以医院为依托，把医院高质量的医疗资源和专业的医护力量加入职工健康管理，再由体检中心的专业健康管理团队协调工作单位，承担职工的健康管理，解决在职职工因工作繁忙得不到有效健康管理的问题。整合医院多学科力量形成基于医院－工作单位－个人的"三位一体"健康管理模式，利用手机和医院健康管理信息平台实现数据共享，实现健康管理和疾病预防等功能[①]，可以切实解决在职职工的脑卒中预防难题。

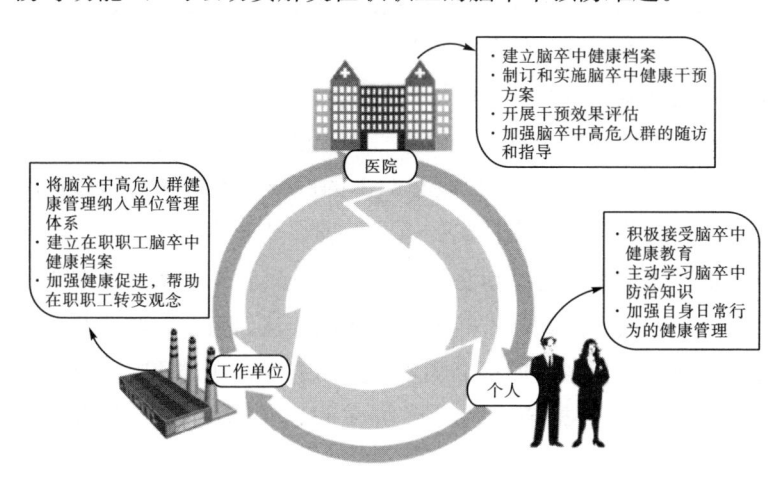

图2-3-1 "三位一体"健康管理模式

---

① 宋启哲，吴立红. 慢性病健康管理模式的构建［J］. 中国疗养医学，2023，32（11）.

二、医院

构建医院－工作单位－个人"三位一体"健康管理模式是一个全面且系统的过程,对于提升整体公共卫生水平和个体健康素质具有重要意义,有助于构建健康、和谐、充满活力的社会环境。医院作为专业的医疗机构,是"三位一体"健康管理模式的重要一环。发挥好医院的作用,将有效助力在职职工脑卒中的预防。医院的主要任务有以下几个方面。

(一)建立脑卒中健康档案

居民健康档案是医疗机构为城乡居民提供医疗卫生服务的规范记录,是以居民个人健康为核心、贯穿整个生命过程、涵盖各种健康相关因素的系统化文件记录[1]。根据《国家基本公共卫生服务规范(第三版)》,我国居民健康档案的内容应包括个人基本情况、健康体检、重点人群健康管理记录、其他医疗卫生服务记录等[2]。医院体检中心可以收集职工的健康体检资料、门诊住院诊疗资料,作为其健康档案的重要内容,从而建立在职脑卒中高危人群健康档案。这些信息能帮助医院健康管理团队了解在职职工脑卒中的发病风险、发病情况及原因,从而为在职职工制订个性化健康管理方案,如精准脑卒中防治方案,通过智能手机建立信息传达和反馈渠道,及时了解在职职工依从性及身体健康状况。

信息反馈渠道见图 2-3-2。

---

[1] 苗艳青. 健康管理服务团队构建的基本思路与实践模式 [J]. 中国农村卫生,2023,15 (1).
[2] 陈芳,刘海娟,吴小梅,等. 基于"医院－社区－家庭"三位一体的老年痴呆患者健康管理模式的构建与应用效果 [J]. 当代护士(中旬刊),2023,30 (1).

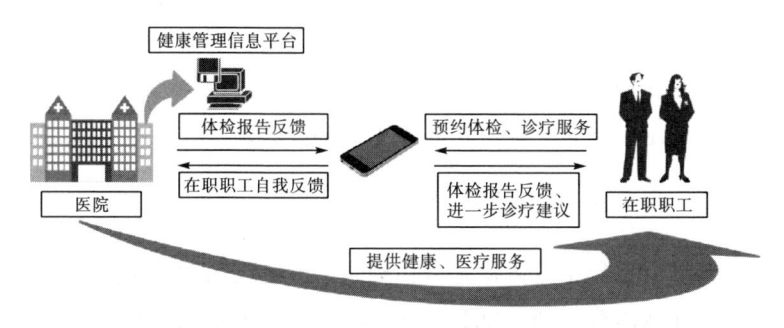

图 2-3-2 信息反馈渠道

（二）制订和实施脑卒中健康干预方案

慢性病健康管理的核心是制订和实施合理的健康干预计划和措施。可依据健康档案中的诊疗信息，对在职职工进行健康评估及脑卒中的危险分层、分型或分类，制订有针对性的个性化健康干预方案[1]，在医院和工作单位实施健康干预。干预以加强脑卒中相关医学知识教育、卫生职业健康防护、科学运动、合理膳食的健康教育和指导为主，使在职职工了解脑卒中相关知识，了解脑卒中的危险程度，改变自身不良的行为生活方式，形成脑卒中是可防可治的这一意识。每个人都是自身健康的第一责任人，在职职工应该为自身的健康负责。如何调动在职脑卒中高危人群进行自我管理是实施脑卒中健康管理的关键。研究显示，在接受健康教育时，人们更倾向于模拟动画、案例分析等教育形式[2][3]。因此，医院的健康管理应以开展多种形式的健康教育活动为主，

---

[1] 季钢，茹凯，周军，等. 构建高校—企业—社区"三位一体"新型社区运动健康管理模式的实践探索 [C]. 2022.
[2] 崔熙娟，乔莉娜，单涛，等. 模拟动画视频教育改善结肠癌患者术后康复效果研究 [J]. 护理管理杂志，2021，21 (1).
[3] 朱六连，刘琴，陈洁，等. 基于循证案例分析的护理干预策略在儿童支气管肺炎中的应用 [J]. 齐鲁护理杂志，2023，29 (3).

如科普讲座、知识竞答、短信推送等，提高在职职工对脑卒中风险因素的认识，帮助在职职工认识并调整行为生活方式、进行自我管理，定期检查，促进在职职工身心健康。

（三）开展干预效果评估

可结合每年单位体检是否达到防治脑卒中预期效果进行定期评估。评估内容参照《2011年医改重大专项国家脑卒中高危人群筛查及干预试点项目实施方案》，既要包括对脑卒中防治相关知识的认知态度[1]，也要包括体格检查以及血液生化、心电图等客观指标。干预效果评估主要包括三个部分，分别是近期效果评估、中期效果评估和远期效果评估。近期效果评估主要包括脑卒中健康知识获取情况、生活态度变化情况、既往病史控制情况以及血压、血糖、BMI等生理指标控制情况；中期效果评估主要包括低盐低脂饮食、戒烟限酒、适量运动等行为习惯改变情况；远期效果评估主要包括脑卒中的显效率、好转率、无效率及并发症的发生率等。近期效果评估和中期效果评估可每年结合体检一起进行，远期效果可根据情况每隔3~5年评估1次。同时，还要通过健康干预所取得的效果评估发现的问题来进一步指导和改进干预方法和措施，最终达到促进在职职工身心健康、延长健康预期寿命的目的。

（四）加强脑卒中高危人群的随访和指导

脑卒中是慢性病中对在职职工危害性极大的一种疾病，其并发症多、病程长，因此加强实时跟踪随访对于脑卒中高危人群的健康管理至关重要。目前我国医疗机构慢性病随访主要包括面对

---

[1] 李敏佳. 宁波大学教职工运动健康管理PDCA模式构建研究[D]. 宁波：宁波大学，2021.

面随访、电话随访、网络随访等。医疗机构可采取电话、信函、微信、深入单位等方式每季度完成1次对在职职工的随访工作，重点随访医学鉴定结论为"脑卒中高危人群"的职工；同时，职工也可以每天利用监测设备随时进行自我检测，发现异常情况可迅速反馈给医疗机构，及时进行健康评估，并根据评估结果重新制订或调整干预方案。

三、工作单位

发展和普及职工慢性病健康管理是推进健康中国建设的重要一步。近年来，提高全民身体素质以及构建健康促进体系的相关文件相继出台，这为工作单位开展在职职工脑卒中健康管理工作提供了政策保障。

（一）将脑卒中高危人群健康管理纳入单位管理体系

我国脑卒中发病率逐年攀升，迫切需要工作单位将脑卒中高危人群健康管理纳入单位管理体系，从思想上和行动上提高领导层及在职职工对脑卒中健康状态的认识和重视程度。不同组织机构要积极配合开展健康管理工作。工作单位应组建健康管理小组，负责健康管理及监督相关工作。

（二）建立在职职工脑卒中健康档案

健康档案是职工最完整的健康信息。监督机制的建立尤为重要。工作单位应建立一套符合实际情况的档案监督体系，完善健康管理制度，对档案管理机构、人员配置、档案整理归档和利用方面提出要求，建立一套完整的在职职工脑卒中健康档案，确保健康档案的信息安全。工作单位应及时保存在职职工的体检资料及其他身体状况资料，并实时分析在职职工健康状态的变化，加强脑卒中高危人群的管理。

（三）加强健康促进，帮助在职职工转变观念

工作单位要加强对在职职工的健康促进，帮助在职职工转变观念，将脑卒中健康管理的重心由"被动治疗"转变为"主动管理"，由重结果转向重过程，由重疾病治疗转向重生活方式调整，降低脑卒中带来的致残率和致死率，真正满足职工的健康需求。健康促进可以通过以下方式实施：①开展饮食、运动、常见病预防的健康教育，定期组织开展健康讲座并在单位公众号和企业微信推送健康指导科普视频或推文，让在职职工了解健康的重要性。②增加在职职工获取健康知识的渠道，可以在职工休息室、职工食堂等配备一些书籍、海报、宣传单等，让在职职工可以多渠道了解脑卒中健康知识。③积极为在职职工开展更多脑卒中健康知识的实践活动，如组织知识竞赛等。④确保工作场所卫生和安全，为在职职工营造一个健康的生活环境，还可以配备种类齐全的健身器材，积极开展职工健身活动，比如职工运动会等，提高在职职工自身素质。

四、个人

在职职工是脑卒中健康管理的第一责任人。守牢健康防线，是拥有健康最有效的途径。

（一）积极接受脑卒中健康教育

对于脑卒中患者来说，"自我管理是终生的任务"。除医务人员制定个性化的指导外，在职职工应充分利用医院和工作单位的资源，从多途径获取健康知识，加强自我管理。积极参加工作单位组织的健康教育讲座，多看健康养生、常见疾病防治相关书籍，为个人的健康管理提供充分的理论支持。

1. 补充相关知识

在职职工应充分利用工作单位和医院提供的各种资源,学习脑卒中防治相关知识,如什么是脑卒中、脑卒中的危害、脑卒中的危险因素、如何预防脑卒中等,提高脑卒中防治知识水平,正确认识脑卒中,改变自身不良生活习惯。

2. 提高自我效能

预防脑卒中的自我管理活动以小组形式开展,在职职工通过相互学习、相互鼓励,不断提高对自己的认可。通过循序渐进的目标设定,让在职职工体验成功。提供有效情绪管理技巧不仅可以改善在职职工的情绪管理行为,而且能够提高其自我效能。如此,能够在有效的时间内让在职职工形成规范的自我管理行为。以小组形式组织活动,不仅使在职职工能够在组内交流和互助,还使在职职工通过组间的良性竞争充分利用医院、工作单位已有的资源。除此之外,小组活动也可以教在职职工如何利用社区已有的资源。

3. 逐步形成健康生活方式

在自我管理行为方面,脑卒中自我管理主要通过"周行动计划"来完成目标设定、自我检测,并在小组活动时反馈执行情况,以促进个人改变自身不良行为生活方式。

(二) 加强自身日常行为的健康管理

加强在职脑卒中高危人群自身日常行为的健康管理应贯穿健康管理的整个过程。

1. 药物治疗

药物是高血压和糖尿病的首选治疗方式,应坚持按时、长期、规律用药。但是要注意,必须在医生的指导下科学用药,避免随意更换、停用或者滥用药物。

2. 规律饮食，合理膳食

对于在职职工来说，由于工作和生活的双重压力，其饮食常以"填饱肚子"为目标，常以高脂、高热量、高盐、低钙饮食为主，用餐时间也很不规律，导致蛋白质、膳食纤维、维生素等摄入不足，这样的饮食习惯是血脂异常和高血压的重要危险因素。因此，对于预防脑卒中，规律饮食、合理膳食是较为有效的方式，在职职工需要保持日常低盐、低脂、高纤维的饮食结构和规律的三餐时间。

3. 戒烟限酒

在诸多不良习惯中吸烟是对健康危害最大的一种，现已被公认是冠心病与脑卒中最危险的因素之一，在心脑血管疾病发病过程中与高血压、饮酒等具有协同作用，也能单独增加患缺血性脑卒中的风险。所以戒烟限酒对预防心脑血管疾病也是非常重要的，尤其是对于已经是脑卒中高危人群的在职职工。戒烟限酒也是个人日常管理的重要内容。我国已经在全国许多城市通过各种渠道进行控烟的健康教育和健康促进工作，并取得了一定成效。长期饮酒对人体的肝脏和神经系统等都是不利的，大量饮酒还可引发脑出血或猝死。WHO规定的"标准酒精摄入量"是10g酒精，男性和女性每天的建议饮酒量不应超过2个"标准酒精摄入量"。

4. 科学解压，适当放松

随着社会经济的发展，生活节奏加快，心脑血管疾病的发病呈年轻化趋势，且猝死的发生率明显增高。在职职工因工作负荷重、心理压力大、烦躁易怒，常引起体内激素代谢紊乱，造成心脑血管痉挛、重构硬化，从而导致高血压、冠心病、脑卒中等心脑血管疾病的发生。学会科学地释放压力，适当地放松，可以更好地帮助在职职工拥有健康且有活力的身体。

5. 加强锻炼，提高素质

在职职工缺乏体育锻炼，户外活动日益减少，特别是近年来智能手机和移动网络终端的普及，虽然让人们能够快速获取信息，使生活日益便利，但是其不良作用也日益凸显，"健身族"正被"低头族"取代，成为街头、地铁、餐馆一景。

运动的有效性已被证实，在职职工获取医生的个性化运动指导，对维持健康有积极作用。因此，在职职工在工作之余应增加体育锻炼，长期坚持，以有效地提高身体素质。

总之，在职职工应根据医生的指导加强对自身日常行为的健康管理，养成良好的生活习惯，以保持个人的健康。

附录　脑卒中预防健康教育课程

第一课　认识脑卒中

一、概述

脑卒中又称中风，是指颅内突发血管阻塞或破裂引起的脑血流循环障碍和脑组织功能或结构损害的疾病，可以分为缺血性脑卒中和出血性脑卒中两大类。缺血性脑卒中是最常见的类型，是指各种脑血管病变所致脑部血液供应障碍，导致局部脑组织缺血缺氧坏死，迅速出现相应神经功能缺损的一类临床综合征。绝大多数患者意识清楚，表现为半身瘫痪或无力、肢体麻木，偏瘫，吐字不清、讲话不流利，听不懂别人讲话，或者能听懂但自己不会表达，头痛、恶心、呕吐，患者会产生不同程度的意识障碍，严重者丧失意识甚至危及生命。其具有发病率高、致残率高、死亡率高、复发率高的特点，给社会、家庭带来极大的负担。出血性脑卒中是指非外伤性脑实质内出血。脑卒中常见于50岁以上人群，患者多在情绪激动或活动中突然发病，发病后病情常于数分钟至数小时内达到高峰，早期死亡率很高。

二、脑卒中的先兆症状

（一）语言障碍

脑卒中发生前，最常出现的先兆症状就是语言障碍，主要表现为语言不利、说话不清、吐字困难、失语或者语不达意等。这主要是因为脑动脉供血不足，影响了大脑皮质的语言中枢。

（二）视觉异常

脑卒中发生前，患者常有视觉异常，主要表现为一过性黑蒙。患者突然眼前发黑，视物不清，但是往往数秒钟后可以恢复，这是由大脑内血流量减少，微小血栓通过视网膜动脉引起的。眼动脉是颈动脉的第一条分支，对颈动脉的缺血最为敏感，所以黑蒙可看作脑卒中的最早预警信号。其次是短暂性视力障碍，患者出现视物模糊或视野缺损，呈阵发性发作，一般在 1 小时内自行恢复，这是视网膜中心动脉或分支动脉因大脑血流量减少引起闭塞的结果，是早期脑卒中的预警信号。

（三）意识障碍

在意识方面，脑卒中的先兆症状表现为精神萎靡不振，老想睡觉或整日昏昏沉沉。很多患者会频繁打哈欠，这是因为脑组织呈缺血缺氧状态。此外，脑卒中发生前患者的性格也往往发生变化，有的突然变得沉默寡言、表情淡漠、行动迟缓，有的变得多语易躁，也有的出现短暂的意识丧失，这些都和脑缺血有关。

（四）感觉异常

脑卒中发病前，患者往往一侧的面、舌、唇和（或）肢体有麻木的感觉，有时还会伴有耳鸣、听力减退或视物旋转感。还有些患者会突然感到天旋地转、摇晃不定、站立不稳，甚至晕倒在地。这种情况往往与眼睛看到双重物像（复视）以及耳鸣一起出现，这是由椎－基底动脉系统供血不足影响人体的平衡器官所致。

（五）运动障碍

主要表现为一侧的面部或者上下肢力量减弱，不受支配，出现口角歪斜、流涎、吞咽困难，或是一侧肢体乏力、胳膊无法抬举、手中物品忽然掉落，走路时一只脚拖地甚至不能站立行走等。还有的患者出现扭颈麻手征，扭头向一侧时突感手指无力，甚至还伴有言语不清，1~2分钟后恢复。还有些患者甚至双腿突然失去力量猝然倒地。这些是由脑部供血不足导致运动神经功能障碍所致。

（六）血压异常

脑卒中发生前，血压也往往出现异常。血压突然持续升高到200/120mmHg以上是发生脑出血的先兆，血压突然降至80/50mmHg以下是脑血栓形成的先兆。

（七）疼痛表现

脑出血或蛛网膜下腔出血的患者往往有剧烈头痛的症状，这与平常不同，是一种难以忍受的局限性头痛，有的还伴有恶心、呕吐。有些患者会出现舌痛，因为舌头的血液循环十分丰富，舌头血管中血液成分的微小变化可以在舌头上迅速反映出来。

（八）其他方面

有的患者还表现出全身疲乏无力、出虚汗、低热、胸闷、心悸，以及突然出现打嗝、呕吐等，这是自主神经功能障碍的表现。还有少数患者早期会出现喝水或进食时呛咳的现象，这是因为脑缺血引起吞咽神经核受损，导致咽部感觉丧失，致使食物或水误入气管。另有一些患者出现鼻出血的症状，这是由老年人鼻黏膜毛细血管扩张、脆性增加，在血压升高或脑内血管未破裂前先发生破裂所致。值得注意的是，有高血压和动脉硬化的老年人，如果发生数次鼻出血，而且出血量较大，再加上眼底出血、血尿，有可能在1~6个月内发生出血性脑卒中。

三、脑卒中的就医指征

1) 一侧面部或者上下肢体突然感到麻木、无力，口角歪斜、流口水。
2) 突然说话困难或听不懂别人说话。
3) 短暂性视力障碍、一过性黑蒙、视物模糊。
4) 突然眩晕或者跌倒。
5) 突发对近期的事情遗忘。
6) 出现难以忍受的头痛、恶心、呕吐。
7) 看东西成双影。
8) 发音、吃饭困难，饮水呛咳，说话时舌头僵硬。
9) 走路不稳，左右摇晃不定，动作不协调。

四、脑卒中的危险因素

脑卒中的危险因素可以分为主要危险因素和一般危险因素。控制可改变的危险因素能够降低脑卒中的发病风险。

（一）主要危险因素

1) 高血压或者正在服用降压药物。
2) 胆固醇血症或者正在服用降血脂药物。

3）糖尿病。

4）年龄超过50岁的男性。

（二）一般危险因素

1）心房纤维性颤动或有其他心脏疾病。

2）呼吸睡眠暂停。

3）直系亲属（父亲、母亲、兄弟姐妹、儿女）中有脑卒中病史或心脏病史。

4）吸烟、大量饮酒。

5）运动缺乏，指运动强度不足，或者运动频率不足，每周不能坚持运动3次，或者每次运动时间不足30分钟。

6）膳食中含饱和脂肪酸或油脂过多，肥胖。

7）牙龈经常出血、肿痛，牙龈萎缩，牙齿松动、脱落。

8）缺血性眼病史、突发性耳聋。

具有以上2项主要危险因素，或具有1项主要危险因素和2项及以上一般危险因素，或既往有脑卒中/短暂性脑缺血性发作病史者，应及时就医。可以根据"中风危险评分卡"（附表1-1）进行脑卒中高危人群的分类。

附表1-1 中风危险评分卡

8项危险因素（适用于40及以上人群）		
高血压	☐	有/≥140/90mmHg
血脂异常	☐	总胆固醇≥6.22mmol/L，甘油三酯≥2.26mmol/L，低密度脂蛋白≥4.14mmol/L，高密度脂蛋白＜1.04mmol/L，其中1项或多项异常均判定为血脂异常
糖尿病	☐	有/随机血糖≥11.1mmol/L或者空腹血糖≥7.0mmol/L

续附表1-1

房颤或者瓣膜性心脏病	□	有心跳不规则
吸烟史	□	吸烟者（吸烟6个月及以上者）、戒烟者（调查时已不再吸烟，并坚持6个月以上者）
明显超重或肥胖	□	BMI≥24kg/m²
运动	□	缺乏运动
脑卒中家族史	□	有
评估结果	高危人群 □	具有上面8项脑卒中危险因素中的3项及以上者
	□	有短暂性脑缺血发作史
	□	既往有脑卒中
	中危人群 □	有高血压、糖尿病、房颤三者之一
	低危人群 □	具有3项以下危险因素且无高血压、糖尿病、房颤或者瓣膜性心脏病之一
	一般人群 □	没有上述8项危险因素的其余人群

五、脑卒中的综合预防

脑卒中的预防应该从培养良好的生活方式做起，如果您是脑卒中高危人群或者有相关疾病，或者有脑卒中家族史，就应该注意早发现、早诊断、早治疗，力求防止脑卒中的发生。其综合预防要做到以下几点：

1）定期进行体格检查，着重了解血压、血糖、血脂及BMI。

2）有危险因素时及时请脑血管疾病专科医生给予指导和治疗。

3）改变不良行为生活方式，如吸烟、酗酒、熬夜等。

4）合理饮食，远离"三高"。应低盐、低脂肪、低糖、低胆固醇，适量摄入蛋白质、脂肪，多摄入维生素及微量元素。

5）适当增加活动量，科学锻炼，控制体重，避免肥胖。

6）保持大便通畅，注意气候变化。老年人冬天应注意头部保暖，夏天注意防暑，多饮水，以每天800mL以上为宜。

7）调整行为生活方式，劳逸结合，保证充足的睡眠，心情舒畅，情绪稳定，避免过劳，切忌激动、暴躁。

8）积极治疗，严格控制高血压、糖尿病、高脂血症，定期在脑血管疾病门诊随访。

第二课　脑卒中高危人群健康管理

一、概述

健康管理是一种对个人或人群的健康危险因素进行全面监测、分析、评估、预测以及预防的过程。其宗旨是调动个人及集体的积极性，有效地利用有限的资源来达到最大的健康效果，从而保护和促进人类健康。健康管理包括机构健康管理和自我健康管理。机构健康管理主要包括社区健康管理、医院健康管理和商业机构健康管理。自我健康管理是指个人在专业人员的支持下，综合运用管理学和行为学的理论，为促进和维护自己的健康而采取决策和行动。通过计划、组织和控制，针对自身健康问题，采取有效措施，从而养成良好的生活习惯，以达到终身幸福健康的目的。

二、脑卒中高危人群的健康管理内容

脑卒中作为严重危害人类健康的心脑血管疾病，给社会和家庭带来了沉重的负担。加强脑卒中高危人群的健康管理是降低心脑血管疾病发病率、复发率的基本策略，在一定程度上可以减轻疾病负担。脑卒中高危人群的健康管理是按照其危险因素进行的。脑卒中高、中、低危人群的健康管理流程见附图2-1。脑卒中高危人群的健康管理主要内容如下。

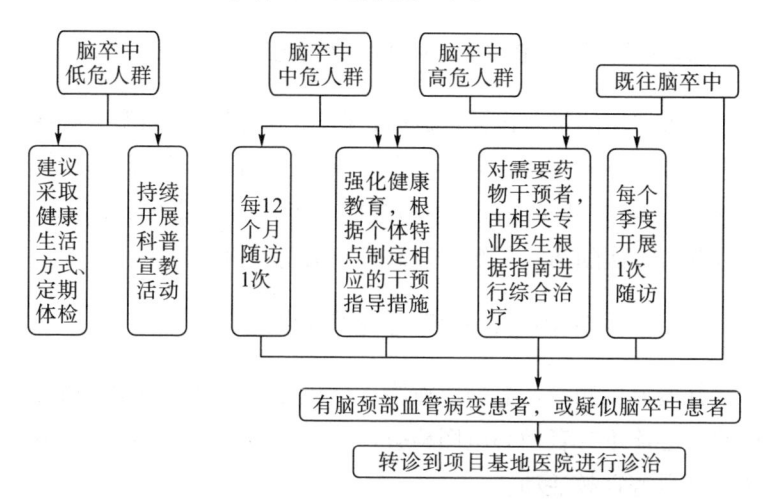

附图2-1 脑卒中高、中、低危人群的健康管理流程

（一）脑卒中高危人群的健康管理

1）体检：开展血压测量，血糖、血脂、糖化血红蛋白和同型半胱氨酸检验，颈动脉超声检查，有心律不齐者做心电图检查。

2）进行问卷调查，建立健康档案：明确高危人群危险因素暴露情况和疾病特征。

3）制订干预计划：依据《中国脑卒中防治指导规范（合订本）》针对高危人群制订随访干预计划。

4）随访和干预：合理用药，进行个体健康指导，定期开展强化健康教育活动，由基层医疗单位分别在每个季度开展1次随访。

注意：每 12 个月随访时应针对高危人群开展体格检查，测量血压、血糖、血脂，明确高危人群危险因素暴露情况和疾病特征，根据情况修改干预计划。对脑卒中患者应采用改良 Rankin 量表（MRS）进行评估。

（二）脑卒中中危人群的健康管理

开展血压测量，血糖、血脂、糖化血红蛋白、同型半胱氨酸检验，心律不齐者做心电图检查。依据《中国脑卒中防治指导规范（合订本）》开展综合干预和指导工作，由基层医疗单位每 12 个月开展 1 次随访，了解并控制其相关危险因素。

（三）脑卒中低危人群的健康管理

开展血压测量，血糖、血脂、糖化血红蛋白、同型半胱氨酸检验，心律不齐者做心电图检查，予以健康生活方式指导，并持续开展科普宣教活动。

三、脑卒中高危人群的自我健康管理

（一）保存自我健康档案

定期至医院体检及咨询相关医生，保存自我健康档案，分析、整理并归纳与健康有关的信息，了解潜在的健康问题并积极加以干预。

（二）了解自身脑卒中发病的危险因素

应进行全面的体检，进行脑卒中风险评估。通过筛查评估首次脑卒中、脑卒中复发或再发的可能风险，进而实行高危因素管理，预防脑卒中。

（三）养成良好的生活习惯

1) 合理膳食：摄入种类丰富、营养均衡的食物，包括足够的蔬菜、水果、全谷物和优质蛋白质，并限制高糖、高盐和高脂肪食物的摄入。少吃肥肉、动物内脏等高脂肪食物。少食多餐，控制总热量。每天食盐摄入少于 5g。

2) 适量运动：定期进行运动，有助于增强心肺功能、提高代谢水平和增强肌肉力量。可选择散步、慢跑、打太极拳、游泳等项目。运动要量力而行，贵在坚持。建议每周 3~5 次，每次 30~60 分钟。

3) 睡眠充足：成年人应确保每晚 7~9 小时的高质量睡眠，规律的作息有助于身体恢复和保持精力充沛。

4) 戒烟限酒：①建议吸烟者戒烟，越早越好，可有效降低心脑血管疾病的发病风险。②适量饮酒，最好不饮酒。

5) 心理平衡：①正确处理压力，保持积极的心态和良好的情绪状态，发展社交网络，寻找并享受个人爱好，以及必要时寻求专业的心理咨询。②树立积极健康的人生观，尽量保持愉悦心情。③遇事心态平和，泰然处之。

6) 要注意气候因素的影响，冬季注意防寒保暖，夏季及时补充水分。

四、积极控制各种高危因素

高血压、高血脂、糖尿病的患者应积极进行药物治疗，一定要控制血压、血糖、血脂和血栓。

（一）控制高血压

1) 自我监测血压：①环境安静，温度适宜。②应避免 30 分钟内饮用咖啡、茶、含酒精饮料，并注意情绪平静。③至少安静休息5分钟，取坐位，最好靠椅背（早晨未起床时测量，应取仰卧位）。

2）规范药物治疗：①治疗药物为血管紧张素转化酶抑制剂、血管紧张素Ⅱ受体阻断剂、β受体阻断剂、钙离子通道阻断剂、利尿剂（由专业医生指导）。②明确降压治疗的最终目的是降低脑卒中的发病风险。③高血压患者必须终身治疗。一定要严格、定期、长期、定量服用药物。若自行停药或减量，血压或迟或早还会回到治疗前水平或更加严重。

3）健康生活方式：①减重。②合理膳食。③戒烟限酒。④坚持适量运动。⑤保持心理平衡。

（二）控制高血糖

1）饮食控制：①摄入食物热量要适当。②平衡膳食。③食物要多样化。④多饮水，少喝酒。⑤坚持少食多餐，定时定量进餐。

2）适量运动：①尽量在饭后1~2小时参加运动。②老年人运动强度要低，选择散步、打太极拳等运动。③中青年应以中等强度的运动为主，如跑步。④运动循序渐进，运动量由大到小。

3）血糖监测：①根据血糖监测及时调整饮食和运动方案。②定期检查，病情不稳定者每天检查1次，病情稳定后每月至少检查两次。③如果不舒服，随时检查血糖。

4）药物治疗：①定期看门诊，让医生给自己调整药物治疗方案。②一定要遵循医嘱，严格、定期、长期、定量服用药物。绝对不能自行停药或减量。

（三）控制高血脂

1）调节饮食结构：①限制摄入富含脂肪、胆固醇的食物，如动物的内脏、脑子、骨髓、鱼子、贝类、乌贼、鳝等。②选用低脂食物（植物油、酸牛奶），增加维生素、纤维（水果、蔬菜、面包和谷类食物）的摄入。③多吃具有降血脂作用的食物，如生姜、茄子、山楂、柿子、黑木耳、牛奶等。

2）改善生活方式：①减肥。②戒烟，烟草中的尼古丁、一氧化碳会引发和加重动脉硬化。③控制酒精的摄入，酒的热量高，多喝会导致肥胖加重。④坚持适量的有氧运动，如散步、快走、慢跑、打太极拳等，有助于加速体内脂质代谢，降低血黏稠度。⑤多喝水，早、午、晚各饮一杯淡盐水或凉白开水，特别是在血液黏稠发生率较高的夏季，饮水能起到预防作用。老年人应养成不渴也喝水的习惯。⑥生活不规律、长时间精神紧张或心理压力过重，也容易导致血液黏稠，故平时应生活规律，并保持心情愉快。⑦限制钠盐的摄入，饮食应以清淡为宜，少吃咸食。盐摄入过多会使血管硬化和血压升高。⑧多吃蔬菜和水果，蔬菜和水果含有丰富的维生素、矿物质、膳食纤维和天然抗氧化物。水果一般作为加餐，也就是在两次正餐中间（如上午 10 点或下午 3 点）食用，不提倡在餐前或餐后立即吃水果，以避免一次性摄入过多的碳水化合物而使胰腺负担过重。

3）药物治疗：①他汀类，以降低胆固醇为主，如舒降之、普拉固等。②贝特类，以降低甘油三酯为主，如诺衡、力平脂等。③树脂类，如消胆胺、降胆宁。④胆固醇吸收抑制剂，如依折麦布。

脑卒中高危人群应该根据自身情况采取相应措施，要想避免患上脑卒中，应积极主动地了解潜在的健康问题，进行高危因素管理，培养良好的生活习惯，如患高危疾病应积极配合药物治疗。这里为大家提炼出了健康五要素：健康饮食、规律运动、远离烟草、不熬夜、减轻压力。这五个要素相互影响，共同决定了一个人的健康状况。通过综合关注和调整这些方面，可以有效提升整体健康水平。此外，定期进行体检，及时发现并处理健康问题，也是维护健康的重要手段。

五、做积极健康的自我管理者

健康对于每个人来说都是至关重要的，拥有健康的身体可以使生活拥有更多乐趣，一个积极健康的自我管理者应该养成良好的生活习惯。做自身健康的第一责任人，可以从以下几个方面入手：

1）改变不良生活习惯和管理好自己所患的疾病（如按时服药、加强锻炼、规律就诊、改变饮食习惯）。

2）积极参加日常活动（如做家务、工作、社交等）。

3）积极学习健康自我管理相关课程。

4）对自己的健康负责，包括：①上课时告知自己的情况，及时提问、阅读等。②参与制订预防计划，汇报健康状况，与医生交流，与健康管理人员保持联系。③相信生活是有意义的，尤其是要适应患病后的生活。例如，患高血压以后不得不改变吃咸菜的嗜好，这虽然短期内可能会使吃饭胃口变差，但是逐渐适应后将有助于预防心脑血管疾病。④认识到每个人都会有情绪波动。对于我们每天遇到的问题和变化，当自己无法处理时可以积极向他人寻求帮助。⑤设定目标并努力实现。

第三课　合理膳食与脑卒中

一、什么是合理膳食

合理膳食指根据人体对热能和营养素的需要及各类食物的营养价值，通过合理的食物调配，供给人体营养素种类齐全、数量充足和比例适当的膳食,从而使人体的营养需要与膳食供给之间建立平衡关系,达到合理营养的目的。简单地说,合理膳食指能够提供全面均衡的营养膳食。各种食物中所含的营养成分不完全相同,任何一种天然食物都不能提供人体所需要的全部营养素。只有食物多样,才能满足人体的各种营养需求,达到营养平衡、促进健康的目的。

二、不合理膳食与脑卒中的关系

不合理膳食不仅对消化功能、生长发育、身体素质、学习效率及工作效能产生影响,还可能诱导或加重成年人脑卒中高危因素,如肥胖、高血压、糖尿病等,进而增加脑卒中的发病风险。因此,建立合理的膳食结构,学会合理搭配膳食,对预防和控制在职职工发生脑卒中有着无可替代的积极作用。

近年来,随着生活水平的提高和生活方式的改变,人们的饮食结构发生了显著变化,这在一定程度上影响了脑卒中发病率。研究表明,不合理膳食与脑卒中之间存在着密切的关系,主要表现在以下几个方面:

1) 高盐饮食是导致脑卒中的一个重要因素。过量摄入盐分容易引发高血压,而高血压正是脑卒中的主要危险因素之一。高血压会导致血管壁受损,动脉硬化,进而增加脑卒中的发病风险。

2) 高脂饮食同样不容忽视。高脂食物往往含有较多的胆固醇和饱和脂肪酸,长期摄入这类食物容易导致高脂血症,进而引发动脉硬化和脑卒中。

3) 高糖饮食也可能增加患脑卒中的风险,因为它可能导致糖尿病,而糖尿病患者由于血糖控制不当,可能会损伤血管,增加脑卒中的发病风险。

4) 饮食不规律也是一个不容忽视的因素。长时间熬夜、不按时进食等不良生活习惯可能导致营养失衡,从而增加脑卒中的发病风险。

总之,高盐、高脂、高糖饮食以及饮食不规律等与脑卒中存在着紧密的联系。因此,我们应当重视饮食对健康的影响,科学合理地安排膳食,为自己的健康保驾护航。

三、合理膳食的基本要求

合理膳食就是要选择多样化的食物,使摄入的食物所含营养素齐全、比例适当,满足人体健康需要。具体来说,应做到以下几点[①]。

1)食物多样,合理搭配:每天膳食应包括谷薯类、蔬菜和水果、畜禽肉蛋奶、豆类食物,平均每周摄入≥25 种食物。坚持谷类为主,每天 200~300g,其中全谷物和杂豆 50~150g,薯类 50~100g。

2)吃动平衡,健康体重(管住嘴、迈开腿):食不过量,保持能量平衡,保持健康体重;主动进行身体活动,最好每天步行达到 6000 步;每周至少进行 5 天中等强度(步速 4km/h)身体活动,累计达到 150 分钟以上;鼓励进行高强度有氧运动,加强抗阻运动,每周 2~3 天;减少久坐,建议每小时站起来动一动。

3)多吃蔬菜和水果、奶类、全谷、大豆:多吃蔬菜和水果,保证每天摄入≥300g 的新鲜蔬菜,深色蔬菜应占 1/2;保证每天摄入 200~350g 的新鲜水果,注意果汁不能代替鲜果;吃不同类型的奶制品,每天摄入≥300mL 液态奶;经常吃全谷物、大豆制品,适量吃坚果。

4)适量吃鱼、禽、蛋类、瘦肉:鱼、禽、蛋类和瘦肉平均

---

① 中国营养学会.《中国居民膳食指南(2022)》[M].北京:人民卫生出版社,2022.

每天摄入 120~200g；每周最好吃 2 次鱼（300~500g）；每天吃 1 个鸡蛋，吃鸡蛋不弃蛋黄；每周吃畜禽肉 300~500g；少吃肥肉、腌、熏食物。

5）少盐少油，控糖限酒：培养清淡饮食习惯，少吃高盐和油炸食品。成年人每天摄入食盐不超过 5g，烹调油 25~30g；控制添加糖的摄入量，每天不超过 50g，最好控制在 25g 以下；反式脂肪酸每天摄入量不超过 2g；不喝或少喝含糖饮料；尽量不饮酒，成年人如饮酒，一天酒精量不超过 15g。

6）规律进餐，足量饮水：合理安排一日三餐，定时定量不漏餐，不暴饮暴食、不偏食挑食、不过度节食。足量饮水，少量多次。一般情况，成年男性每天饮水 1700mL，成年女性每天饮水 1500mL，推荐喝白开水。

四、脑卒中高危人群如何做到合理膳食

（一）坚持低盐饮食

钠盐是人体重要的矿物质，对于维持正常的渗透压、调节酸碱平衡，以及保持神经肌肉正常的生理活动具有重要意义。但体内钠盐过多又会增加细胞外液、血容量和心排血量，并能提高血液黏稠度，使血管收缩，血压升高，从而增加脑卒中的发病风险。因此应限制钠盐的摄入，最好将每天钠盐的摄入量控制在 5g 以内。

（二）饮食要适量

饮食量要根据个体差异、活动量大小、性别等具体情况而定，一般而言，一日三餐均以微饱即可，切忌暴饮暴食。特别是夜晚人体代谢较慢，耗能较少，故晚餐更应"忍三分饥，吃七分饱"。同时，要尽可能少吃易产生热量的甜食，以防止过多的能

量转化为脂肪而加重肥胖。

（三）低脂高蛋白饮食

脂肪是人体三大营养素之一，是维持生命活动不可缺少的重要物质。但由于脑卒中患者大多伴有肥胖及高脂血症，故应限制脂肪，特别是动物脂肪的摄入，以防止肥胖及高脂血症的进一步发展。蛋白质是构成人体的基本物质，也是重要的营养素。高蛋白饮食可改善血管弹性，延缓血管硬化，并能促进钠盐的代谢，降低脑卒中发病率。例如，鱼肉、奶类含有人体必需的优质蛋白，有预防脑血管疾病的作用；豆类及豆制品含有较优质的植物蛋白，可降低血脂，防止动脉硬化，长期食用，不仅可预防脑卒中，而且可增强体质。

（四）多食蔬菜和水果及海带类

蔬菜和水果营养丰富，含有大量的维生素、微量元素和纤维素等，是预防脑卒中的饮食佳品。例如，豆芽含有较多的维生素、矿物质和蛋白质，可降低血脂和血压；胡萝卜含有多种维生素、氨基酸和矿物质，可降低血压和血脂；黄瓜可降低胆固醇水平，高血压、高血脂、动脉硬化及肥胖的患者均可多食用；木耳有抗凝血、抗血小板聚集、抗血栓形成的作用，可预防动脉粥样硬化。水果如梨、苹果、山楂等，大多具有降低血脂、预防动脉硬化的作用。海带含有丰富的膳食纤维（如岩藻多糖等）、维生素（如维生素 A、维生素 B_1、维生素 B_2、维生素 C 和维生素 K 等）、多不饱和脂肪酸（如 EPA、DHA 等）和多种矿物质（如碘、钾、硒等），海带表面附着的白霜状物质含甘露醇等营养物质，具有降低血压、利尿和消肿的作用，经常食用海带，对预防高血压、高脂血症、肥胖和动脉硬化等均有较好的作用。

（五）注意适当饮水

预防脑卒中还要养成每天不渴也要适当饮水的习惯。特别在晚上临睡前、早晨起床后及白天进行各种运动后，要注意适量饮水，以及时补充因出汗、呼吸等排出的水分，保证血液中水分含量相对恒定。

另外，应减少泡菜、腊肉、炸鸡等腌制、烧烤、油炸食物的摄入。

第四课　饮酒与健康

一、什么是适量饮酒

适量饮酒是一个相对的概念，其界定依赖于个体差异、饮酒目的和健康状况。WHO 定义"标准酒精摄入量"为 10g 酒精/天，并建议男性和女性适量饮酒的标准为每天的饮酒量不超过 2 个"标准酒精摄入量"。《中国居民膳食指南（2022）》建议：成年人一天最大饮酒的酒精量应不超过 15g，这相当于啤酒 450mL，葡萄酒 150mL，38 度白酒 50g（1 两）和 52 度白酒 30g。

二、饮酒对人体健康的影响

适量饮酒可能有助于软化血管，提高睡眠质量。然而，过量饮酒对人体健康的影响是多方面的，可对全身多个系统造成较大的损害，具体包括以下几个方面。

（一）对神经系统的影响

急性酒精中毒时，个体最初可能处于兴奋状态，表现为无忧无虑、高谈阔论、行为粗鲁。随着血中酒精浓度的升高，逐渐表现为语无伦次、步履不稳。当血中酒精浓度进一步升高时，可能导致昏迷，严重者生命中枢受到抑制，甚至可能死亡。酒精中毒性妄想症表现为被动妄想、有罪妄想和自责。慢性酒精中毒的表现包括震颤（尤其是舌部震颤）、谵妄、共济失调、肢体麻木、情绪焦虑、不稳定和脆弱。随着饮酒时间的延长及年龄的增长，患者可能会出现记忆力减退、计算能力下降、反应迟钝，甚至发展为痴呆。

（二）对免疫系统的影响

长期饮酒会抑制机体的免疫系统。酒精能显著抑制细胞免疫调节功能，过量饮酒会削弱机体免疫系统的功能，增加感染病菌和罹患各种感染性疾病的风险。酗酒者的结核病发病率较高，长期过量饮酒还会增加患肝炎和感染人类免疫缺陷病毒（HIV）的风险。大量摄入酒精还可能影响人体对药物和治疗的反应，降低身体对混合使用其他药物的耐受力。这意味着，如果您正在接受治疗，过量饮酒可能会干扰治疗效果。

（三）对胎儿的影响

孕妇应完全戒酒，因为酒精可影响胎儿的生长发育。酒精能轻易穿过胎盘进入胚胎，干扰其正常发育。此外，酒精还能减少进入胎盘的血流量，导致胚胎供血不足和氧气供应中断，可能导致胎儿死亡和被吸收。嗜酒孕妇所生的婴儿可能身材矮小、体重轻、反应迟钝，并常伴有面部异常，如鼻子扁平、眼皮外翻、眼睑扁平狭小、鼻沟不明显等，这些症状在医学上称为胎儿酒精综合征。

(四) 长期酗酒对人体器官的损害

1. 对心脏的损害

酒精对心血管系统有显著损害。对 36 例酗酒者心电图的分析显示，异常率为 47%；而对 163 例酗酒者住院戒酒前后心电图资料的分析显示，治疗前心电图异常者占 87%，常见表现为 ST-T 改变、心律失常、心室肥大及传导阻滞。另对 560 例酗酒者健康状况的调查表明，酗酒组心血管疾病发生率明显高于对照组。

2. 对肝脏的损害

酒精对肝脏的损害非常严重，每天摄入酒精超过 40g，持续 5 年以上，酒精性肝病的发病风险显著增加。长期大量饮酒可导致谷氨酰转肽酶、丙氨酸氨基转移酶和天门冬氨酸氨基转移酶异常。酗酒和营养不良可加速肝炎患者肝纤维化的形成，增加肝硬化的发病风险。饮酒时间超过 10 年与肝硬化形成显著相关。研究发现，饮酒时间越长，总酒精摄入量越大，肝癌的发病风险越高，酗酒使肝癌的发病风险增加 2.57 倍。

3. 对肺的损害

酗酒对肺的影响的研究结果不一致。有研究显示长期酗酒者急性肺炎发生率增加。但也有研究表明酗酒对慢性阻塞性肺疾病 (COPD) 影响不明显。

4. 对骨骼、骨细胞的毒害作用

酗酒可导致骨重建和矿物质形成异常，引起骨密度下降，引发骨质疏松。酒精还可抑制骨骼基质细胞增殖及向成骨方向转化，促使其向脂肪细胞转化。

(五) 长期酗酒对生殖系统的损害

酒精对性功能有抑制作用,在酗酒导致性衰弱方面,男性比女性更为常见且症状更严重。一项对560例酗酒者进行的健康状况调查发现,55%的酗酒者报告性欲下降。饮酒与精子畸形密切相关,能显著降低精子活性和A级精子的比例。男性不育症与饮酒有一定的相关性,酗酒可能是导致男性不育症的原因之一。在酗酒者中,约50%的男性和25%的女性患有性功能障碍。如果酗酒得不到及时控制,可能导致完全失去性功能。

(六) 酒精对代谢的影响

1. 对血糖的影响

长期大量饮酒可导致慢性酒精中毒,进而引起下丘脑-肾上腺轴功能异常,造成酒精性低血糖。患低血糖时促肾上腺皮质激素(ACTH)分泌的反应性降低,导致血糖上升缓慢,这也是低血糖发病的原因之一。对于慢性酒精中毒患者,反复发作的低血糖会减弱生长激素分泌的兴奋作用,同时降低交感神经对低血糖的兴奋反应能力。据报道,酗酒8~10年即可引起慢性胰腺炎,从而导致糖耐量降低,导致酒精性高血糖症和糖尿病。

2. 对脂类代谢的影响

长期饮酒可导致Ⅱ型高脂蛋白血症。这是由于酒精刺激脂肪组织分解,降低了蛋白酶活性,从而使血脂水平升高。此外,酒精在体内代谢时产生较多的烟酰胺腺嘌呤二核苷酸(还原型辅酶Ⅰ,NADH),抑制了糖的异生作用,导致血中甘油三酯水平升高。

3. 对酸碱平衡的影响

急性酒精中毒常导致代谢性酸中毒,可能引起低血钾,严重时可导致代谢性麻痹和高血氯。慢性酒精中毒可引起镁离子水平降低，常伴发低血钾和低血氯。

4. 对其他物质代谢的影响

慢性酒精中毒影响消化系统的吸收功能，常影响维生素 B_1 的吸收，可能导致末梢神经炎和脚气病性心脏病。此外，它还影响其他物质的吸收，造成蛋白质合成障碍，使患者消瘦和免疫功能降低。

三、饮酒与脑卒中

（一）大量饮酒与脑卒中的关系

一项针对中国男性的前瞻性队列研究显示，与少量饮酒者相比，大量饮酒者的脑卒中发病风险增加了 22%。据报道，与少量饮酒者相比，每天酒精摄入量>60g 的人群，脑卒中发病风险增加 64%。过量饮酒与所有类型脑卒中发病风险增加有关，尤其是出血性脑卒中。大量饮酒是增加脑卒中发病风险的危险因素之一，且与饮酒量几乎成线性的剂量-反应关系。其潜在机制可能是摄入过多酒精后引起血压变异性升高，这与饮酒后血浆皮质醇、肾素血管升压素水平升高及肾上腺素神经活动加强有关。无论是单次还是长期大量饮酒，都会增加脑出血风险，并导致高凝状态、脑血流量减少以及房颤发生风险增加，进而增加脑卒中发病风险。此外，饮用烈性酒或空腹饮酒可能导致中枢神经系统过度兴奋或抑制，引发脑血管破裂，导致出血性脑卒中。饮酒还可能影响身体对氧气的吸收，引起颅内压增高，加剧脑部缺氧，从而加重病情。

（二）建议

尽管有研究报道适量饮酒可能促进血液循环，预防血栓的形成，并降低动脉硬化的概率，但没有证据显示适度饮酒对脑卒中有保护作用，且随着饮酒量增加，脑卒中发病风险逐步上升。目前没有循证医学证据支持饮酒能预防脑卒中。因此，建议脑卒中患者避免饮酒。如果必须饮酒，应限制在极少量，并避免形成日常饮酒习惯。

第五课　认识高脂血症

一、概述

高脂血症是指机体因脂质代谢或运转异常，使血浆中的一种或多种脂质水平超过正常范围的全身性疾病，包括血中总胆固醇和（或）甘油三酯水平过高，也包括低密度脂蛋白水平升高以及高密度脂蛋白胆固醇水平下降。脂质不溶于水，必须与特殊的蛋白质（载脂蛋白）结合形成脂蛋白才能溶于血液，被运输至组织进行代谢。数据显示，高脂血症呈现低龄化趋势，我国18岁及以上居民中，高脂血症的总体患病率高达35.6%，这意味着每3~4个成年人中就有1人是高脂血症患者[1]。

二、高脂血症的诊断标准[2]

1）总胆固醇：正常值为3.1~5.17mmol/L，超过6.2mmol/L为高胆固醇血症。

2）甘油三酯：正常值为0.56~1.7mmol/L，超过2.26mmol/L为高甘油三酯血症。

---

[1] 夏瑾. 年纪轻轻,血脂怎么就高了 [N]. 中国青年报，2024-09-21（003）.
[2] 葛均波，徐永健，王辰. 内科学 [M]. 9版. 北京：人民卫生出版社，2018.

3）低密度脂蛋白胆固醇：正常值为 1.81～3.37mmol/L，超过 4.14mmol/L 为高低密度脂蛋白胆固醇血症。

4）高密度脂蛋白胆固醇：正常值为 1.04～1.55mmol/L，低于 1.04mmol/L 为低高密度脂蛋白胆固醇血症。

三、高脂血症的危害

高脂血症多与糖尿病、肥胖、高血压、高尿酸血症等代谢性疾病共存，其共同点在于最终可导致心脑血管疾病的发病率和死亡率升高。低密度脂蛋白胆固醇是动脉粥样硬化性心血管疾病（ASCVD）的致病性危险因素。甘油三酯水平明显升高可直接引发急性胰腺炎，严重者危及生命。

四、高脂血症的生活行为干预

在控制血脂方面，无论有没有开始药物治疗，都需要进行生活行为干预，包括养成良好的饮食习惯、进行规律且适度的有氧运动、控制体重、戒烟限酒等。在饮食习惯方面，应避免挑食，推荐杂食，摄入充足的蛋白质和膳食纤维，并严格限制高脂肪、高胆固醇、高油及高糖类食物的摄入量。脂肪含量高的常见食物有肥肉、奶油、动物内脏、蛋黄、花生、瓜子等，应严格限制每天摄入量。此外，蔬菜和水果中富含维生素，维生素通过改善整体代谢、抗氧化、减少炎症等方式间接影响脂质代谢，并有效降低血脂水平。因此，推荐每天摄入新鲜蔬菜 500g，深色蔬菜应当占 50％以上。推荐每天摄入新鲜水果 200～350g。同时，大豆以及豆制品中含有大量不饱和脂肪酸，有防治高血脂的作用，推荐食用，但合并有高尿酸血症的人需要适当控制摄入量。

五、降脂药物及治疗目标

在高脂血症人群中，当进行生活方式干预 3 个月后不能达到降脂目标时，应考虑加用降脂药物，在医生指导下进行药物干预。在临床实践中通常根据血脂异常类型、基线血脂水平以及需要达到的血脂目标值，决定是否启用降脂药物或是否联合应用。

（一）降脂药物

降脂药物分为主要降低胆固醇的药物和主要降低甘油三酯的药物。其中，主要降低胆固醇的药物包括他汀类药物、胆固醇吸收抑制剂、PCSK9 抑制剂、普罗布考及其他降脂药；主要降低甘油三酯的药物包括贝特类药物、ω-3 脂肪酸、烟酸及其同类物。患者开始该类药物治疗后 4~6 周和安全达标后 3~6 个月各进行 1 次降脂治疗随访。此外，对于高血压、糖尿病、慢性肾脏病和脑卒中患者等特殊人群的血脂管理，尤其强调个性化治疗管理。

（二）治疗目标

降脂治疗一般将低密度脂蛋白胆固醇作为血脂干预的首要靶点，以 ASCVD 危险分层确定其目标值，具体降脂目标如下：超高危人群，低密度脂蛋白胆固醇<1.4mmol/L；极高危人群，低密度脂蛋白胆固醇<1.8mmol/L；中、高危人群，低密度脂蛋白胆固醇<2.6mmol/L；低危人群，低密度脂蛋白胆固醇<3.4mmol/L。

最后，对于普通人群，需定期检测血脂。建议<40 岁成年人每 2~5 年进行 1 次血脂检测（包括总胆固醇、低密度脂蛋白胆固醇、高密度脂蛋白胆固醇和甘油三酯），≥40 岁成年人每年至少应进行 1 次血脂检测。若检测结果显示血脂异常，应及时

根据医生制定的目标进行降脂管理，加强自我生活行为管理，控制体重，合理营养，多吃蔬菜和水果，适量运动，戒烟限酒，必要时进行药物治疗。切记，管住嘴、迈开腿，不要"大碗喝酒、大口吃肉"，"脂"高气昂不可行。

六、高脂血症的预防

（一）一级预防

1. 健康教育

广泛开展高脂血症防治知识宣传活动，利用多种渠道如社区活动、媒体、讲座等，让人们了解高脂血症的危害、危险因素及预防方法，提高人们对高脂血症与心血管疾病的关联的认识，增强其自我保健意识。

2. 合理饮食

控制热量摄入，预防肥胖。根据个人情况确定适当的饮食量，保持能量平衡。减少饱和脂肪酸和反式脂肪酸的摄入，如避免过多食用动物脂肪、油炸食品及糕点等。控制胆固醇的摄入，每天不超过 300mg，少吃动物内脏、蛋黄等高胆固醇食物。增加不饱和脂肪酸的摄入，如橄榄油、鱼油等，以及多吃富含膳食纤维的全谷物、蔬菜、水果等。

3. 适量运动

坚持每周至少 150 分钟中等强度有氧运动，如快走、慢跑、游泳、骑自行车等，也可选择 75 分钟高强度有氧运动，如跑步、跳绳等。结合力量训练，如举重、俯卧撑、仰卧起坐等，增加肌肉力量，提高基础代谢率。

4. 避免不良生活习惯

戒烟限酒，减轻精神压力，保持良好心态和充足睡眠。

(二) 二级预防

1. 定期体检

监测血脂水平，尤其是有高脂血症家族史、肥胖、高血压、糖尿病的高危人群，应定期进行血脂检查，一旦发现血脂异常，及时就医。

2. 综合治疗

坚持合理饮食和适量运动，控制体重。根据血脂异常类型和程度，选择合适的降脂药物，如他汀类、贝特类等。注意药物不良反应，定期复查肝功能、肌酶等指标。

3. 控制其他危险因素

积极控制高血压、糖尿病等疾病，这些疾病与高脂血症相互影响，增加心血管疾病的发病风险。

(三) 三级预防

1. 并发症治疗

对已出现并发症如冠心病、脑卒中等的患者，进行积极治疗，如药物治疗、介入治疗或手术治疗等。

2. 康复训练和心理支持

加强康复训练，帮助患者恢复身体功能，提高生活自理能力。提供心理支持，缓解患者心理压力，增强其战胜疾病的信心。

3. 持续血脂管理

定期复查血脂，调整治疗方案，确保血脂控制在目标范围内。坚持健康生活方式，防止病情进一步恶化。

第六课　运动与健康

一、为什么要运动

运动除了可以促进血液循环、减少胆固醇的生成外，还能减少关节僵硬的发生；同时，运动还能增加食欲，促进肠胃蠕动，预防便秘，改善睡眠。运动对身体各系统均有颇多益处。

（一）心血管系统

运动可增强心血管系统功能，提高心肌的收缩力和增加心排血量，使心脏的冠状动脉口径增粗，改善心脏供血；同时，还能增强全身血管弹性，减少动脉粥样硬化的发生风险，保障心血管系统的健康运行。

（二）呼吸系统

运动可改善呼吸功能。良好的呼吸功能有利于人体维持旺盛的精力，延迟身体的老化。通过运动，呼吸肌力量增强，胸廓活动度增大，肺活量提高，使得气体交换更加充分，为身体各个器官提供充足的氧气。

（三）消化系统

运动可增强消化系统功能。人在运动时会消耗一定的能量，使得体内营养物质的消耗增加，促使整个机体的代谢增强，进而提高食欲。运动还能促进胃肠蠕动，刺激消化液分泌，肝、胰腺的功能也会得到优化，这为中老年人的健康提供了良好的保障。

(四) 神经系统

运动能够有效改善神经系统功能。运动是在神经系统支配下的协调活动，长期坚持运动的中老年人身体灵活、耳聪目明、精力充沛。运动可促进脑的血液循环，增加大脑细胞的氧气和营养供应，从而延缓中枢神经系统的衰老，提高其工作效率。此外，运动可刺激神经生长因子的产生，有助于神经元的生长和修复，防止神经元的损伤，减少认知功能障碍的发生。人体通过反复的肌肉运动，能使神经系统兴奋和抑制的调节能力更趋完善，进一步调节大脑皮质的功能。特别是轻松的运动，可以缓和神经肌肉的紧张状态，达到放松镇静的效果，对情绪抑郁、失眠、高血压等都有良好的缓解作用。

(五) 运动系统

运动可使肌肉发达，骨质增强。正确的运动可以提高肌肉的收缩力与舒张力，促使肌纤维增粗、肌力增强；同时，运动能改善全身的血液循环，使肌肉、骨骼的营养供应更加充足，骨骼的物质代谢增强，骨骼的弹性及韧性也相应增加，从而延缓骨的老化，有效防止骨质疏松、骨关节退行性改变、关节酸痛等问题的发生，保障运动系统的正常功能和良好状态。

(六) 内分泌系统

运动对内分泌系统有着重要的影响。运动能改善糖代谢，有助于防治糖尿病；能降低血胆固醇水平，防止动脉硬化；能促进多余脂肪的分解利用，防止发胖；还能改善性功能，促进性生活和谐等。运动对维持内分泌系统的平衡和稳定发挥积极作用。

（七）免疫系统

当前国内外学者一致认为，运动可以调节人体免疫系统的应激能力，使免疫器官延缓衰老，增强免疫功能。其效果与运动强度、频率、持续时间及个体差异密切相关。适度的运动可以提高免疫细胞的活性，增强免疫反应。随着年龄增长，机体会逐渐衰老，免疫功能下降，而体育锻炼能够提高免疫力，改善健康状况，延缓衰老，形成良性循环。

从上述内容可知，运动对机体各个系统均有颇多益处。生命在于科学运动，运动贵在坚持。持之以恒的运动，能够增加人体细胞的活性，提升细胞对能量的摄取和利用效率，使细胞可以容纳并利用更多的能量。当细胞能量充足时，身体就会变得越来越强壮且健康，受到伤害后也能更快地康复。

二、运动的注意事项

1）切勿空腹运动，以免发生低血糖。最佳的运动时间应在饭后2小时。生病或不舒服时应停止运动。

2）穿着舒适吸汗的衣服、运动鞋等是必要的，在运动结束后不可立即休息，要严格遵守运动程序，进行5~10分钟的静态拉伸活动，帮助放松肌肉，减少肌肉酸痛和运动损伤的发生。

3）切勿运动过量或强度过高，要采取循序渐进的方式来增加运动量。若运动过程中有任何不适，应立即停止运动。

4）注意周围环境气候。夏天要避免中午艳阳高照的时间运动；冬天要注意保暖。一天中宜在上午9点至11点，或下午4点至6点之间进行运动，因为这些时段空气质量较好，温度适宜。应避免在气温过高或过低时进行高强度的运动。

5）减少或避免下蹲及剧烈摇头运动，这类运动在某些特定情况下有引发高血压脑血管意外的危险。

6）不做屏气动作，如举重、拔河等，这些动作会使腹部压力增大，导致血压骤升从而引发危险。

7）不要突然用力，突然用力会引起肌肉紧绷、血管收缩、精神紧张，可能会引起血压急剧升高，导致心脑血管疾病突发，诱发脑卒中，甚至危及生命。

8）人体在运动中和运动后身体某些指标如血压可能会出现急剧变化。高血压尤其是超高血压的患者，不可进行剧烈运动，否则存在由血压超高导致血管破裂的风险，可能引发脑卒中，后果不堪设想。不同程度的高血压患者应有不同的运动方式及运动量。高血压患者可以根据自己在运动前后脉搏的变化及自我感觉来合理调整运动量。

三、运动与高血压的关系

有研究表明，那些常坐办公室且患有高血压的患者进行适量运动可以使血压得到比较明显的改善。研究人员建议高血压患者可以每周花上 30 分钟至 60 分钟的时间做一些类似健身操的锻炼。每周锻炼 1 个小时，可使心脑血管疾病的发病风险减半。患高血压后，身体各个系统会出现一定程度的损害。科学的运动可以让身体变得更加健康，所以，高血压患者多参加运动并掌握运动的方法，可有效降低和稳定血压，并且有助于保持清醒的头脑。

各期高血压患者的运动建议：Ⅰ期高血压患者可进行正常体育锻炼或中等强度的运动，要注意运动过程中身体的反应，如有不适需及时调整。Ⅱ期高血压患者可进行低强度的运动，如健身操、太极拳、步行等。Ⅲ期高血压患者可做肢体按摩活动等，此类活动强度低，能在一定程度上促进血液循环，缓解身体不适。

四、运动与脑卒中的关系

合理膳食、适量运动、心理平衡是预防心脑血管疾病的有效方法。压力大、吸烟、饮酒、肥胖、睡眠不足、运动缺乏是年轻脑卒中患者所具有的主要特点。脑卒中的一级预防是综合管理，其中运动是不可缺少的良方。

预防脑卒中的运动主要有：①太极拳，其动作柔和，能够使肌肉放松、血管松弛，促使血压下降。②体操，运动部位较为均匀，运动量适中，能使全身各个部位都得到适度锻炼，增强身体的协调性和柔韧性，促进血液循环。③步行，每天快步行走 1～2 次，每次持续 30～45 分钟，行程约 2000 米。在每天下午、黄昏、睡前均可步行，这种有规律的步行锻炼可使收缩压下降。④游泳，这是一种极好的全身运动方式，坚持每周游泳 1～3 次，可增强心肺功能，提高耐力，对身体大有裨益。⑤其他，踮着脚尖走楼梯、有氧舞蹈、娱乐性球类、郊游、垂钓等活动也都适合。

虽然这些运动项目总体上都适合，但是每个人应结合自身情况制订个体化的运动计划，运动过程中需要强调适合个人身体状况的运动强度、时间和环境。强体力劳动或超量运动可能使心排血量增加，全身肌肉收缩，腹压增高，血液相对集中于较大血管，从而引起血压升高，诱发脑卒中。因此，患有严重高血压、冠心病或其他严重疾病的患者最好在医生的指导下进行运动。

五、太极拳对血压的调控作用

高血压在病理上具有特殊性，它是一种包含心理和生理因素的心身疾病。太极拳是一种低强度的有氧运动，它有助于降低交感神经系统的兴奋性，从而降低血压，十分适合高血压患者。太极拳主要通过以下三个方面起到调控血压的作用：

1）打太极拳时需用意念引导动作，此过程思想集中，心境宁静。在打太极拳的过程中，要将思绪全部集中于动作本身，排除其他杂念，也就是让人体的中枢神经系统在安静放松的状态下主动地、全身心地投入打太极拳中，不存在"一心二用"的情况，也不会过于紧张。这种状态有助于消除精神紧张因素对人体的刺激，有利于血压下降。

2）太极拳要求的"松"为血液的通畅流动创造了外部条件。在练习时，周身肌肉、关节要松开，无僵硬之感，"松"又不能太过，"松"是适度的松与适度的紧相互交替。长期坚持练习，冠状动脉血管的弹性和心肌收缩力会得到增强。

3）太极拳包含了许多涉及平衡性与协调性的动作，而且太极拳动作柔和，姿势自然，能使肌肉放松，能够反射性地引起血管舒张，进而促使血压下降。

综上，坚持打太极拳，可以增强心血管系统的工作能力和代偿能力，促进心血管系统的正常运行。WHO已将太极拳列为心脏复健运动项目。

六、预防脑卒中的其他运动建议

预防脑卒中还可以经常在家里练习以下几个简单的动作。

1）左右开弓空抓手：研究发现，脑出血与患者的生活习惯、运动方式有关，缺少锻炼的右脑血管壁异常脆弱，易发生破裂，因此患者应多活动左手。做法：每天早、中、晚各做3次空抓手，每次各做400次。

2）早晚都要耸耸肩：耸肩可使肩部神经、血管和肌肉放松，活血通络，为颈动脉血液流入大脑提供人工驱动力。做法：每天早、晚做双肩上提、放下的动作，每次4~8分钟。

3）规律转动头部：头部前后左右旋转，可增加血管的抗压能力，有利于预防脑卒中。做法：平坐，放松颈部肌肉，然后前后左右摇头晃脑各做 30~50 次，速度宜慢，每天早、晚各做 3 次，低血压患者平卧做。

4）双手巧妙按摩颈部：按摩颈部可促进颈部血管平滑肌松弛，减少胆固醇沉积，促使已硬化的颈部血管恢复弹性，进而改善大脑供血，预防脑卒中。做法：颈总动脉位于喉管的两侧，用手触摸感到搏动处，解开上衣第一颗纽扣，头稍抬，右手四指并拢与拇指分别压在右侧颈动脉上，从上往下推，再轻轻往上推，反复 16 次；再换左手以同样手法做 16 次。

第七课　认识肥胖

一、概述

肥胖是体内脂肪积聚过多而呈现的一种状态。肥胖按病因分为：①原发性肥胖，又称单纯性肥胖；②继发性肥胖。肥胖按脂肪分布的部位分为：①普遍性肥胖，又称均匀性肥胖；②腹型肥胖，又称中心性肥胖、内脏型肥胖、男性型肥胖、苹果型肥胖；③臀型肥胖，又称非中心性肥胖、女性型肥胖、梨型肥胖。

随着全球社会的不断发展，居民生活条件日益改善，肥胖已成为一项全球性的公共卫生问题。据统计，预计到 2035 年，全球超重或肥胖人群将超过 40 亿，占全球总人口的 51%[1]。截至 2023 年，中国成年人的肥胖率为 14.1%。在职职工肥胖检出率

---

[1] World Obesity Federation. World Obesity Atlas 2023 [EB/OL]. (2023-03-01) [2024-08-20]. https://www.worldobesity.org/resources/resource-library/world-obesity-atlas-2023.

仍然处于较高水平,且呈上升趋势[①]。

二、肥胖的病因

单纯性肥胖多与遗传、生活方式等因素有关。继发性肥胖与多种内分泌疾病有关,对肥胖有影响的内分泌激素有肾上腺糖皮质激素、甲状腺素、性激素、胰岛素等。

(一)遗传因素

遗传因素主要通过增加机体对肥胖的易感性起作用,肥胖者往往有较明确的家族史。

(二)内分泌因素

下丘脑疾病、垂体疾病、库欣综合征、甲状腺功能减退症、性腺功能减退症及多囊卵巢综合征等可引起肥胖。

(三)生活方式

不良生活方式可引起肥胖,如饮食过量、进食行为(食物种类以及进食次数、时间等)异常、运动过少、饮酒等。

(四)药物因素

长期使用糖皮质激素、氯丙嗪、胰岛素等可引起肥胖,称为医源性肥胖。

(五)脂肪细胞因子

脂肪细胞内分泌功能的发现是近年来内分泌学领域的重大进展之一。目前研究较多的脂肪细胞因子有脂联素、抵抗素、瘦素

[①] 国家卫生健康委员会. 中国居民营养与慢性病状况报告(2023)[R]. 2023.

及肿瘤坏死因子α等，它们均参与胰岛素抵抗、脂代谢紊乱、糖代谢异常的发生机制，同样也是肥胖的发病原因。

三、肥胖的诊断流程和标准

肥胖是当今社会存在的一个普遍问题，影响人们的身体健康和生活品质。为了有效诊断肥胖，需要测量身体的各种参数。

（一）诊断流程

首先，通过间接体脂测定法和直接体脂测定法对体内脂肪量进行评估，同时了解肥胖的程度。其次，应分析肥胖的病因，排除由内分泌疾病等引起的继发性肥胖。最后，评估由肥胖带来的健康危险因素（如糖尿病、高血压、脂质代谢紊乱等）。

（二）诊断标准

1）BMI：根据WHO对成年人的BMI分级，偏瘦定义为BMI<18.5kg/m^2，正常为18.5kg/m^2≤BMI<25.0kg/m^2，超重为25.0kg/m^2≤BMI<30.0kg/m^2，肥胖为BMI≥30.0kg/m^2。而中国正常成年人的BMI分级，偏瘦为BMI<18.5kg/m^2，正常为18.5kg/m^2≤BMI<24.0kg/m^2，超重为24.0kg/m^2≤BMI<28.0kg/m^2，肥胖为BMI≥28.0kg/m^2。

2）腰臀比（WHR）：分别测量肋骨下缘至髂前上棘之间的中点的径线（腰围）与股骨粗隆水平的径线（臀围），再算出其比值。正常成年人WHR，男性<90cm、女性<85cm，超过此值为中心性肥胖。

3）理想体重（kg）等于身高（cm）减105，或等于身高（cm）减100后再乘以0.9（男性）或0.85（女性）。实际体重超过理想体重20%者为肥胖，超过理想体重10%又不到20%者为超重。

4）其他方法：可用 X 线和 B 超测定各部位皮下脂肪厚度，也可通过磁共振成像（MRI）、CT 扫描或双能 X 线吸收测量体脂分布，还可应用 L_3/L_4 的 CT 或 MRI 扫描来计算内脏的脂肪面积。脂肪面积>130 cm^2 与代谢性疾病相关，<110 cm^2 则危险性低。

四、肥胖的临床表现

肥胖患者活动时会出现呼吸急促、行动不灵活、下肢关节变形、心悸、头昏眼花、盗汗等；同时由于体重过重，会增加心脏负荷，导致心力衰竭及下肢水肿等；胃肠道会出现便秘等症状。中心性肥胖患者脂肪主要分布在腹腔和腰部，多见于男性。另一类多见于女性，脂肪主要分布在腰以下，如下腹部、臀部、大腿，称为梨型肥胖。中心性肥胖患者由于心、肝、肾等内脏器官周围脂肪明显增多，因此发生代谢综合征的危险大于梨型肥胖患者。

肥胖患者可能因体型而引起自卑感、焦虑、抑郁等问题。与肥胖密切相关的一些疾病如高血压、糖尿病等的患病率和病死率随之增加，肥胖的并发症有睡眠呼吸暂停综合征、静脉血栓等，并且肥胖增加麻醉和手术的危险性。此外，肥胖患者恶性肿瘤发生率升高，肥胖妇女子宫内膜癌发病率比正常妇女高 2~3 倍，绝经后乳腺癌的发生率随体重增加而升高，胆囊癌和胆道癌也较为常见。肥胖男性结肠癌、直肠癌和前列腺癌发生率较非肥胖者高。肥胖患者皮肤皱褶易发生皮炎、擦烂，并容易合并条件致病菌感染。

五、肥胖的治疗

肥胖是慢性病，强调以行为、饮食治疗为主的综合治疗，患者自觉长期坚持,且不应依赖药物,以避免产生不良反应。肥胖的治疗是一个长期过程,治疗方案要个体化。治疗后体重减轻5%～15%是合理的目标,而不必一定要减到理想体重。肥胖的治疗既要针对肥胖本身,包括减轻体重,防止体重再度增加,又要治疗和预防肥胖的合并症,改善肥胖患者的心理状态,提高生活质量。

（一）行为矫正

矫正患者不良的生活和饮食习惯。肥胖患者多伴有不健康的饮食和生活行为。行为矫正是所有治疗的基础和获得长期效果的关键。调查肥胖患者每天进食食物的种类、数量,进食的时间、速度,进食后的活动情况,是否经常吃零食,进食时的心理状态等,由此分析出饮食和生活行为中促进肥胖发生的因素,进行相应的矫正。

（二）运动疗法

运动疗法与行为矫正配合进行会收到很好的效果。运动可以消耗能量,培养毅力,增加生活乐趣,控制食欲,防止肌肉萎缩,促进新陈代谢,预防和治疗肥胖的相关合并症,并可长期维持减肥效果。肥胖患者可根据个人的爱好、年龄、居住条件、身体状况,选择不同的运动项目,如散步、跑步、游泳、骑车等,逐渐增加运动量,以消耗多余能量而减肥,并且应持之以恒,每周至少运动3次以上,这样才有显著的减肥效果。

（三）饮食疗法

控制热量的摄入是减肥的基本措施。减肥与减轻体重的含义不同。减肥是减少机体过多的脂肪组织,而减轻体重包括脂肪组织的减少、水分丢失、肌肉组织的减少等。患者首先要改变饮食习惯，不吃高热量、低营养的食物，然后减少摄入量。一般多采用限定每天热量的方法。

（四）药物治疗

肥胖的药物治疗应在行为矫正，增加体力活动和饮食治疗的基础上进行。减肥药分为中枢作用的减肥药和非中枢作用的减肥药两类。

1) 中枢作用的减肥药：司美格鲁肽具有降糖和减重的作用，可用于需长期体重管理的患者，作为低热量饮食和增加运动的辅助治疗。但是需专业医生评估后使用，不建议患者自行使用，以免增加甲状腺肿瘤的发病风险。

2) 非中枢作用的减肥药：目前上市的唯一经美国FDA批准的该类药物是奥利司他（商品名是赛尼可）。它是一种强效的胃肠道胰脂肪酶抑制剂，可减少小肠的脂肪吸收，减少膳食中30%的甘油三酯的吸收。

（五）皮肤护理

肥胖患者应每天洗澡并更换内衣，皮肤皱褶处应涂爽身粉以保持皮肤干燥，并注意有无皮炎、因摩擦导致的溃烂、化脓性感染或真菌感染等，如有应给予相应处理。

（六）手术治疗

手术治疗包括胃缩窄术、小肠搭桥术和抽脂手术等。研究发现，减重手术对于促进肥胖患者的体重减轻具有显著效果，且有助于改善糖尿病、高血压等疾病情况，但是也可能增加精神问题和未来围生期不良事件发生的风险。减重手术的术后护理与随访对于确保手术效果和患者健康同样重要。因此患者需要充分了解手术原理、风险以及术后护理要求，并在医生的指导下做出最终的决策。

（七）健康教育

1）指导肥胖患者建立减肥的信心，并提醒他们减肥需要长期坚持，减肥效果不依靠一时的减重成功，而以长期维持标准体重为标准。放松饮食控制，恢复旧饮食习惯，会使体重很快增加，为再次减轻体重增加困难。若要取得减肥效果，持之以恒很重要。

2）提高肥胖患者对肥胖危害的认识，从而使肥胖患者能够自觉执行减肥计划，以达到减轻体重的目的。

3）若肥胖患者饮食控制后出现极度乏力，甚至有虚脱的表现，则应立即查明原因。检查食谱中是否有足够的蛋白质，特别是动物蛋白质，如果食物中蛋白质含量不足，应及时补充。完全素食的减肥方法不可取。

4）重度肥胖患者采用饥饿疗法或非平衡的低热能的饮食疗法，需在医生的指导和监督下进行，防止合并症的发生。

（八）心理护理

鼓励肥胖患者说出心中的感受，给予心理支持，倾听肥胖患者的诉说，并进行恰当的分析和解释，消除其自卑感和紧张心理，使其正确对待目前存在的问题，积极配合治疗。鼓励肥胖患者家属参与护理，使肥胖患者获得更多关心和支持，坚定治疗的信心。

六、肥胖的预防

肥胖本身是一种疾病，也是多种慢性病的危险因素，会使得成年期疾病或过早死亡的风险增加。肥胖还会引起多种并发症，如高血压、糖尿病、冠心病等，所以在生活中有效预防肥胖至关重要。通过合理饮食、增加运动、规律作息、减轻心理压力和定期体检等方法，可以有效降低肥胖的发生风险。

（一）合理饮食

1）控制总热量摄入，保持能量平衡。

2）增加蔬菜、水果、全谷类等低热量、高纤维素食物的摄入。

3）减少高热量、高脂肪、高糖分食物的摄入，如油炸食品、甜饮料等。

4）采用健康的烹饪方式，如蒸、煮、炖等，减少油炸和烧烤等。

（二）增加运动

1）每周至少进行150分钟的中等强度有氧运动，如快走、游泳、骑自行车等。

2）增加日常活动量，如步行、爬楼梯等。

3）结合力量训练，提高肌肉质量和基础代谢率。

（三）规律作息

1）保证充足的睡眠时间，每晚睡7~9小时。

2）避免熬夜和过度劳累，保持良好的作息习惯。

（四）定期体检

1）定期进行身体检查，了解自己的身体状况。

2）如有肥胖倾向或已存在肥胖问题，应及时寻求专业医生的建议和帮助。

第八课 认识糖尿病

一、概述

糖尿病是一组多病因引起的以慢性高血糖为特征的代谢性疾病，主要由胰岛素绝对或相对分泌不足及胰岛素利用缺陷引起，常表现为多饮、多食、多尿和体重减轻。患病后不及时治疗可出现长期碳水化合物、脂肪、蛋白质代谢紊乱，引起多系统损害，导致眼、肾、神经、心脏、血管等组织器官出现慢性进行性病变、功能减退及衰竭。病情严重或应激时，可发生急性严重代谢紊乱，如糖尿病酮症酸中毒、高渗高血糖综合征等。

二、糖尿病的危险因素及好发人群

（一）危险因素

糖尿病的危险因素指可能会增加糖尿病发病率的因素，>18岁的个体，具有以下任何一个及以上糖尿病危险因素即为糖尿病高危人群：

1）年龄≥40岁。

2）有糖调节受损史。

3）超重（$24kg/m^2$≤BMI<$28kg/m^2$）或肥胖（BMI≥$28kg/m^2$）和（或）中心性肥胖（男性腰围≥90cm，女性腰围≥85cm）。

4）静坐生活方式。

5）一级亲属中有2型糖尿病家族史。

6) 有巨大儿（出生体重≥4kg）生产史或妊娠糖尿病史的妇女。

7) 高血压［收缩压≥140mmHg和（或）舒张压≥90mmHg］，或正在接受降压治疗。

8) 血脂异常：高密度脂蛋白胆固醇≤0.91mmol/L（≤35mg/dL），甘油三酯≥2.22mmol/L（≥200mg/dL），或正在接受降脂治疗。

9) 动脉粥样硬化性心脑血管疾病患者。

10) 有一过性类固醇糖尿病病史者。

11) 多囊卵巢综合征患者。

12) 长期接受抗精神病药物和（或）抗抑郁药物治疗者。

（二）好发人群

1) 肥胖或超重者，特别是中心性肥胖者。
2) 高脂饮食者。
3) 久坐不动、缺乏运动者，如出租车司机、办公室文员等。
4) 长期过量饮酒者。
5) 直系亲属（父母、兄弟、姐妹）有糖尿病病史者。
6) 病毒感染者，如腮腺炎病毒感染者、巨细胞病毒感染者。
7) 孕妇。

三、糖尿病的分类

（一）1型糖尿病（T1DM）

1型糖尿病可能与胰腺β细胞被破坏、胰岛素分泌减少或绝对缺乏有关。虽然可以发生在任何年龄，但更常见于儿童和青少年，20%～40%患儿以糖尿病酮症酸中毒急症就诊。1型糖尿病有遗传易感性，起病较急，常因感染或饮食不当诱发起病，可有家族史。典型者有多饮、多食、多尿和体重减轻的"三多一少"症状。不典型的隐匿患者多表现为疲乏无力、遗尿，食欲可降低。如果血糖控制不佳，1 型糖尿病患者有较高的微血管并发症风险，包括视网膜病变、肾病变、神经病变和心血管疾病。

（二）2 型糖尿病（T2DM）

2 型糖尿病的主要特征是身体对胰岛素的反应减弱，即胰岛素抵抗，可发生于任何年龄，但多见于成年人，常在 40 岁以后起病。大多数患者起病缓慢且隐匿，超重或肥胖，可伴有高血压、冠心病和脂代谢异常。不少患者因慢性并发症、伴发病或健康体检而发现血糖升高，仅约 50% 患者出现"三多一少"症状。如果血糖控制不佳，2 型糖尿病患者同样面临视网膜病变、肾病变、神经病变和心血管疾病等并发症风险。

（三）妊娠糖尿病（GDM）

妊娠糖尿病是指孕妇在孕前身体的糖代谢正常，但在孕期首次出现糖尿病的情况。妊娠糖尿病对孕妇及胎儿都有不利影响，可能导致自然流产、胎儿畸形、先兆子痫、胎儿死亡、巨大儿、新生儿低血糖、新生儿高胆红素血症和新生儿呼吸窘迫综合征。一般于妊娠中期、末期出现，只有轻度无症状性血糖增高，分娩后血糖一般可恢复正常。孕 24~28 周的孕妇均应做糖筛查试验，以早期发现和诊断妊娠糖尿病。

（四）特殊类型糖尿病

1）成年发病型糖尿病：可出现典型的"三多一少"症状，发病年龄<25 岁。

2）线粒体基因突变型糖尿病：发病早，胰岛 β 细胞功能逐渐减退，自身抗体阴性，身材多消瘦，常伴神经性耳聋或其他神经肌肉表现。

3）糖皮质激素所致糖尿病：部分患者应用糖皮质激素后可诱发或加重糖尿病，常与剂量和使用时间相关，多数患者停用后糖代谢可恢复正常。

四、糖尿病的就医指征和诊断

（一）就医指征

1）对于高危人群，定期体检非常必要，应重视体检中的血糖检查。无论是不是高危人群，一旦体检中出现血糖升高，都需要在医生的指导下进行进一步检查。

2）出现"三多一少"症状，偶有视物模糊、皮肤针刺感、触觉异常、脚踩棉花感等症状，高度怀疑糖尿病时，应及时就医。

3）已经确诊糖尿病的患者，若出现食欲减退、恶心、呕吐、呼气为烂苹果味，甚至昏迷，应立即就医。

（二）诊断

糖尿病应尽可能早发现、早诊断和早治疗。通常以血糖异常升高作为依据。诊断时应注意是否符合糖尿病诊断标准、分型、有无并发症（及严重程度）和伴发病或加重糖尿病的因素。根据空腹血糖检测、随机血糖检测和葡萄糖负荷后 2 小时血糖及有无糖尿病症状进行糖尿病诊断，诊断结果分为正常、糖尿病前期、糖尿病。糖尿病的诊断标准见附表 8-1。

附表 8-1 糖尿病的诊断标准

诊断标准（任意一项）	静脉血浆葡萄糖水平（mmol/L）或 HbA1c
典型的糖尿病症状（"三多一少"症状）加上随机血糖检测	≥11.1
或加上空腹血糖检测	≥7.0
或加上葡萄糖负荷后 2 小时血糖	≥11.1
或加上 HbA1c	≥6.5%
无糖尿病症状者，需改日重复检查	

注：空腹状态指至少 8 小时没有进食。随机血糖指不考虑上次用餐时间，一天中任意时间的血糖，不能用来诊断空腹血糖受损或糖耐量减低。HbA1c 为糖化血红蛋白。

糖代谢状态异常见附表 8-2。

附表 8-2 糖代谢状态异常

糖代谢分类	静脉血浆葡萄糖水平（mmol/L）	
	空腹血糖	葡萄糖负荷后 2 小时血糖
正常血糖	<6.1	<7.8
空腹血糖受损（IFG）	6.1~<7.0	<7.8
糖耐量减低（IGT）	<7.0	7.8~<11.1
糖尿病	≥7.0	≥11.1

注：IFG 和 IGT 统称为糖调节受损，也称糖尿病前期。

五、糖尿病的治疗

总的治疗原则：早期、长期、积极管理、个体化。由于胰腺 β 细胞被破坏，导致胰岛素的绝对缺乏，患者需要依赖外源性胰岛素治疗以维持生命。

(一) 非药物治疗

1. 健康教育

糖尿病健康教育是重要的基础管理措施，是决定糖尿病管理成败的关键。健康教育对象主要包括糖尿病患者及家属、糖尿病前期人群、糖尿病高危人群、社区医务人员及街道和社区干部、社区健康教育志愿者。学习内容包括糖尿病症状、诊断、治疗、预防以及如何正确应用便携式血糖仪测量血糖，同时还要了解糖尿病患者营养、治疗及运动的要求和注意事项等。

2. 饮食治疗

这是一项重要的基础治疗措施。糖尿病患者应规律饮食、定时定量。具体饮食治疗包含以下几点。

1) 食物多样性：糖尿病患者应保持食物多样性，摄入谷薯类、蔬菜和水果、动物性食物、大豆类和坚果等。

2) 主食定量：规定主食的食用量，优选全谷物和低生糖指数食物，其中全谷物和杂豆类食物应占主食的1/3以上。

3) 增加蔬菜摄入：餐餐都应有蔬菜，每天应达到500g，其中深色蔬菜占一半以上。

4) 适量蛋白质：每天有奶类和大豆，常吃鱼、禽，适量吃蛋和畜肉，这些是蛋白质的良好来源。

5) 减少加工肉类摄入：减少肥肉摄入，少吃烟熏、烘烤、腌制的加工肉类制品。

6) 清淡饮食：控制油、盐、糖的用量，包括糖尿病前期人群和所有糖尿病患者。每天烹调油使用量宜控制在25g以内，食盐用量每天不宜超过5g。

7) 限制饮酒：饮酒会扰乱糖尿病患者的正常膳食和用药，导致血糖波动，增加低血糖的发生风险。

3. 运动治疗

运动在糖尿病的管理中占重要地位，尤其对肥胖的 2 型糖尿病患者，有助于控制血糖和体重。具体要注意以下几点。

1）运动类型的选择：可以选择散步、慢跑、游泳、骑自行车等低中强度、长时间的有氧运动和抗阻训练，也可以选择瑜伽、太极拳等低强度的运动。

2）循序渐进：运动量从少量开始逐渐增加，以避免患者不能耐受的情况。同时，要注意运动安全防护，避免发生低血糖。

3）合理选择时间：运动时间最好在饭后 1～2 小时。避免空腹运动，以免发生低血糖。

4）运动频率和持续时间：糖尿病患者每周至少应坚持 3～4 次中低强度的运动，每次运动持续时间为 30～60 分钟，包括运动前做准备活动的时间和运动后做恢复整理运动的时间。在达到应有的运动强度后应坚持 20～30 分钟，这样才能起到降低血糖的作用。

5）运动强度：糖尿病患者所选择的运动强度应是最大运动强度的 60%～70%。通常用心率来衡量运动强度，运动强度参考：心率（次/分钟）=（220－年龄）×（60%～70%）。

6）避免运动时发生低血糖：在运动前、中、后注意监测血糖，根据需要调整饮食和药物治疗，以避免低血糖的发生。

4. 定期监测血糖

定期监测血糖是一个非常关键的步骤，通过监测患者体内的葡萄糖浓度能判断疾病的发展趋势，并据此制订相应的治疗计划。

（二）药物治疗

降糖药物主要有二甲双胍、磺酰脲类、格列奈类、α－糖苷酶抑制剂、胰岛素增敏剂、GLP-1受体激动剂、DPP-4抑制剂、SGLT-2抑制剂、胰岛素及其类似物。

（三）注意事项

1）非药物治疗应注意：科学进行饮食管理，确保食物种类丰富，控制碳水化合物的摄入，遵循定时、定量、少食多餐的进餐原则，避免过度饥饿或暴饮暴食。适当进行体育锻炼，锻炼前后监测血糖，避免运动过度引起低血糖，必要时随身携带应急食品。维持健康体重，合理设定减重目标，避免减重过快，保持规律作息。

2）药物治疗应注意：患者需严格遵医嘱定时、定量用药，即使经一段时间治疗后，血糖水平达到正常范围也不能停止用药或自行更改用药量、用药频率，以保证用药疗程的准确性。注意药物配伍，遵医嘱合理使用剂量或慎用、禁用某些药物。在用药治疗期间，如有胃肠不适、皮肤过敏、白细胞减少、肝功能受损或低血糖反应，应及时就医。

3）患者需注意遵医嘱监测血糖，尽量保持血糖在正常范围（空腹血糖 4.4~7.0mmol/L）内。随着病情的发展，糖尿病患者还可能出现糖尿病足、糖尿病微血管病变以及糖尿病肾病等并发症。患者需尽可能改善生活状态，每天坚持泡脚，穿棉质的袜子、舒适的运动鞋，尽可能穿宽松的鞋袜，改善足部状态，预防糖尿病足的形成。

六、糖尿病的预防

（一）一级预防

一级预防主要针对一般人群以及糖尿病高危人群，具体措施如下。

1）健康教育：在一般人群中开展健康教育，提高人群对糖尿病防治的知晓度和参与度。

2）合理饮食：保持饮食均衡，控制总热量摄入，增加全谷物、蔬菜、水果、豆类等富含膳食纤维食物的摄入，减少高糖、高脂肪、高盐食物的摄入。

3）适量运动：鼓励每周至少进行 150 分钟的中等强度有氧运动，也可结合适量的力量训练以增强肌肉力量，提高基础代谢率。同时，减少久坐时间，尽可能增加日常活动量。

4）控制体重：合理饮食与规律运动相结合，将体重维持在正常范围内，尤其是要避免中心性肥胖。

5）戒烟限酒：吸烟和过量饮酒都是糖尿病发病的危险因素，应戒烟以及限制饮酒（男性每天酒精摄入量不超过 25g，女性不超过 15g）。

6）对于糖耐量减低人群，通过适当的生活方式干预可延迟或预防 2 型糖尿病的发生。

（二）二级预防

二级预防的目标是早发现、早诊断、早治疗糖尿病，具体措施如下。

1）定期体检：鼓励成年人定期进行血糖检测，包括检测空腹血糖、餐后 2 小时血糖以及糖化血红蛋白等指标，实现糖尿病的早发现。

2）及时诊断：若体检发现血糖异常，应尽快就诊治疗。

3）规范治疗：严格控制血糖，防止并发症。在医生的指导下用药，禁止随意停药换药，定期复诊，根据血糖监测结果调整药物剂量及种类。

（三）三级预防

三级预防针对已经出现糖尿病并发症的患者，核心目标是延缓并发症的进展，降低致残率和死亡率，提高生活质量。具体措施如下。

1）及时治疗并发症：继续严格控制血糖，对于已经出现糖尿病慢性并发症的患者，强调积极地控制血压、血糖、血脂，对已经出现的并发症进行相关的专业治疗。

2）心理支持：糖尿病并发症往往会给患者带来身体不适和心理压力，使其容易出现焦虑、抑郁等情绪问题。家人、医务人员要提供必要的心理干预，帮助患者适应病情，改善生活质量。

3）生活护理：根据患者并发症的具体情况，提供相应的生活护理帮助。

第九课　认识高血压

一、概述

高血压是以体循环动脉压升高为主要临床表现的心血管综合征，可分为原发性高血压和继发性高血压。高血压是心脑血管疾病最重要的危险因素，常与其他心血管危险因素共存，可损伤心、脑、肾等重要器官的结构和功能，最终可能导致这些器官功能受损，引起冠心病、脑卒中、高血压性肾病等并发症。

二、高血压的病因

高血压的病因尚未完全明确，但通常认为高血压可能与遗传因素、行为生活方式、年龄等有关。

(一) 遗传因素

高血压有明显的家族聚集性,约 60% 高血压患者有高血压家族史。

(二) 行为生活方式

1) 不良饮食习惯:高盐、高蛋白、高饱和脂肪酸饮食,酗酒等都是高血压的危险因素。

2) 精神压力大:脑力劳动者、精神紧张度高的职业、长期生活在噪声环境等也是引起血压升高的因素。

3) 吸烟:吸烟可使交感神经末梢释放去甲肾上腺素而使血压增高,同时可以通过氧化应激损害一氧化氮(NO)介导的血管舒张,引起血压升高。

(三) 年龄

高血压发病率有随着年龄增长而增高的趋势,40 岁以上者发病率较高。

(四) 其他因素

1) 体重:超重与肥胖是高血压发病的重要危险因素,中心性肥胖患者更容易发生高血压。

2) 药物:服用避孕药可能会导致妇女血压升高,高血压的发生率及程度与服药时间长短有关。口服避孕药引起的高血压一般程度较轻且可逆转,在终止服药后 3~6 个月血压常恢复正常。其他如麻黄碱、肾上腺皮质激素、非甾体类抗炎药(NSAIDs)、甘草等也可使血压增高。

3) 睡眠呼吸暂停低通气综合征(SAHS):50% 的 SAHS 患

者有高血压，血压升高程度与 SAHS 病程和严重程度有关。

三、高血压的分类

（一）原发性高血压

原发性高血压是一种以血压升高为主要临床表现且病因尚未明确的独立疾病，在高血压患者中的占比超过 90%。

（二）继发性高血压

继发性高血压又称为症状性高血压，是指由某些已知的疾病或病因引起的血压升高，血压可暂时性或持久性升高，在高血压患者中占比为 5%~10%。

四、高血压的症状

高血压一般起病缓慢，大多数患者缺乏特殊临床表现，导致诊断延迟，仅在测量血压时或发生心、脑、肾并发症就医时才被发现。部分高血压患者可能有头晕、头痛、颈项板紧、疲劳、心悸等症状，少数患者可出现视物模糊、鼻出血等较重症状，典型的高血压头痛在血压下降后即可消失。高血压患者可以同时合并其他原因的头痛，往往与血压水平无关。如果突然发生严重头晕与眩晕，要注意脑血管疾病、降压过度或者直立性高血压。高血压患者还可能出现受累器官的症状，如胸闷、气短、心绞痛、多尿等。另外，有些症状可能是降压药的不良反应所致。

五、高血压的诊断

在未使用降压药的情况下，非同日 3 次测量诊室血压，收缩压≥140mmHg 和（或）舒张压≥90mmHg 可诊断为高血压。患者既往有高血压史，目前使用降压药，血压虽然低于上述诊断界值，仍应诊断为高血压。推荐使用经过准确性验证的上臂式电子血压计，坐位安静休息至少 5 分钟后，测量上臂血压，上臂应置于心脏水平。

基于诊室血压的高血压分类见附表 9-1。高血压患者心血管危险分层标准见附表 9-2。

附表 9-1　基于诊室血压的高血压分类[①]

分类	收缩压（mmHg）		舒张压（mmHg）
正常血压	<120	和	<80
正常血压高值	120~139	和（或）	80~89
高血压	≥140	和（或）	≥90
1 级高血压（轻度）	140~159	和（或）	90~99
2 级高血压（中度）	160~179	和（或）	100~109
3 级高血压（高度）	≥180	和（或）	≥110
单纯收缩期高血压	≥140	和	<90
单纯舒张期高血压	<140	和	≥90

注：当收缩压和舒张压分属不同级别时，以较高的分级为准。

引自：中国高血压防治指南修订委员会，高血压联盟（中国），中国医疗保健国际交流促进会高血压病学分会，等. 中国高血压防治指南（2024 年修订版）[J]. 中华高血压杂志（中英文），2024，32（7）。

[①] 中国高血压防治指南修订委员会，高血压联盟（中国），中国医疗保健国际交流促进会高血压病学分会，等. 中国高血压防治指南（2024 年修订版）[J]. 中华高血压杂志（中英文），2024，32（7）.

附表 9-2 高血压患者心血管危险分层标准

其他危险因素和病史	高血压		
	1级	2级	3级
无	低危	中危	高危
1~2 个其他危险因素	中危	中-高危	很高危
≥3 个其他危险因素、靶器官损害、慢性肾病 3 期或无并发症的糖尿病	高危	高危	很高危
临床合并症、慢性肾病 4 期或有并发症的糖尿病	很高危	很高危	很高危

引自：中国高血压防治指南修订委员会，高血压联盟（中国），中国医疗保健国际交流促进会高血压病学分会，等．中国高血压防治指南（2024年修订版）[J]．中华高血压杂志（中英文），2024，32（7）。

六、高血压的并发症

（一）脑血管疾病

高血压可引起脑出血、缺血性脑卒中或短暂性脑缺血发作，造成偏瘫，甚至神志障碍、昏迷、死亡等。

（二）心脏疾病

高血压可导致左心室肥厚，进而可能导致心力衰竭；此外，还可能导致冠心病，引发心绞痛、心肌梗死等严重心脏疾病。

（三）血管病变

高血压可引起血管壁损伤和动脉粥样硬化的加重，增加主动脉夹层形成和破裂的风险。

(四)肾脏疾病

高血压可导致肾小球萎缩和肾动脉硬化,影响肾脏的过滤功能,导致慢性肾衰竭,患者出现尿量增多、蛋白尿、血尿等症状。

(五)视网膜病变

高血压可引起视网膜出血或渗出,造成视物模糊、眼球疼痛等症状。严重时,眼底血管破裂可能造成眼底出血,进而引发眼底病变,甚至导致失明。

七、高血压的治疗

原发性高血压目前尚无根治方法,主要的治疗方法为非药物治疗和药物治疗。

(一)非药物治疗

1. 减少钠盐摄入,增加钾摄入

高钠低钾膳食是我国人群高血压发病的重要危险因素。推荐高血压患者每天食盐摄入量不超过 5g。所有高血压患者均应采取各种措施,限制钠盐的摄入,增加膳食中钾的摄入。所以要坚持健康饮食,多吃新鲜蔬果,少吃煎炸腌卤。

2. 合理膳食

合理膳食可降低人群高血压、心血管疾病的发病风险。建议高血压患者和高血压高危人群的饮食以水果、蔬菜、低脂奶制品、富含膳食纤维的全谷物、植物来源的蛋白质为主,减少饱和脂肪和胆固醇的摄入。

3. 减重

超重和肥胖可促使血压上升，尤其是中心性肥胖，是高血压患病的独立危险因素。推荐高血压患者将体重维持在健康范围内（BMI应在正常范围，男性腰围<90cm，女性腰围<85cm）。建议所有超重和肥胖者控制体重，包括控制能量摄入、增加体力活动和行为干预。

4. 运动

运动可以改善血压。建议根据自身条件进行适量运动，包括步行、跑步、游泳、跳舞或增强力量的活动，如举重。建议非高血压人群或高血压患者除日常生活活动外，进行每周4~7天、每天累计30~60分钟的中等强度运动（如步行、慢跑、骑自行车、游泳等）。减少静坐时间。高危患者运动前需进行评估。

5. 戒烟

吸烟是心血管疾病和癌症的主要危险因素之一。被动吸烟显著增加心血管疾病的发病风险，建议戒烟（包括传统烟和电子烟）。

6. 戒酒

过量饮酒显著增加高血压的发病风险，且其风险随着饮酒量的增加而增加。建议不饮酒，如饮酒，则应少量并选择低度酒，避免饮用高度烈性酒。

7. 心理健康

精神紧张可激活交感神经从而使血压升高。医生应该对高血压患者进行压力管理，指导患者进行个体化认知行为干预。在必要的情况下，高血压患者可采取心理治疗联合药物治疗缓解焦虑和精神压力。

8. 中医辅助治疗

针灸、按摩、草药等中医治疗方法可以辅助降压，但需要在专业中医师的指导下进行。

注意这些方法虽然重要，但降压效果有限，多数患者还是需要依靠服用降压药来控制血压。

（二）药物治疗

1. 利尿剂

常用的有氢氯噻嗪、呋塞米，适用于轻、中度高血压，对单纯收缩期高血压、盐敏感性高血压、合并肥胖或糖尿病、更年期女性、合并心力衰竭和老年人高血压有较强的降压效应。

2. β受体阻断剂

常用的有美托洛尔、普萘洛尔、阿替洛尔，适用于不同程度的高血压患者，尤其是心率较快的中青年患者或合并心绞痛和慢性心力衰竭患者，对老年人高血压疗效相对较差。

3. 钙离子通道阻断剂

常用的有硝苯地平、氨氯地平、左旋氨氯地平、非洛地平缓释片。钙离子通道阻断剂对血脂、血糖等无明显影响，服药依从性较好。相对于其他降压药物，钙离子通道阻断剂还具以下优势：对老年患者有较好的降压疗效，高钠摄入和非甾体类抗炎药不影响降压疗效，对嗜酒患者也有显著降压作用，可用于合并糖尿病、冠心病或外周血管病的患者，长期治疗还具有抗动脉粥样硬化的作用。

4. 血管紧张素转化酶抑制剂（ACEI）

常用的有卡托普利、依那普利、赖诺普利。ACEI对肥胖、糖尿病和心脏、肾脏等靶器官受损的高血压患者具有较好的疗效，特别适用于伴有心力衰竭、心肌梗死、房颤、蛋白尿、糖耐量减低或糖尿病肾病的高血压患者。

5. 血管紧张素Ⅱ受体阻断剂（ARB）

常用的有缬沙坦、氯沙坦、厄贝沙坦，起效缓慢，降压作用持久而平稳。多数ARB随剂量增大降压作用增强，治疗剂量窗较宽。ARB最大的特点是直接与药物有关的不良反应较少，持续治疗依从性高。

（三）治疗注意事项

1. 遵医嘱服药

患者应按照医生的指示按时按量服药，不要自行停药或更改剂量。

2. 定期监测血压

患者应定期监测血压，了解自己的血压控制情况，并根据医生的建议调整治疗方案。

3. 生活方式调整

患者应积极调整自己的生活方式，如控制饮食、增加运动等，以辅助降压。

4. 个体化治疗

必须根据患者具体情况、对药物的耐受性以及降压药物的机制，选择最适合的降压药物。

5. 联合用药

如果单一药物降压效果不好，医生会考虑合理地联合用药（包括单片固定复方制剂），选用不同降压机制的药物，以达到最大降压效果和产生最小不良反应。

6. 选择长效制剂

长效制剂可有效控制夜间、晨峰和清晨高血压，维持24小时持续降压效果，改善患者依从性，如果条件允许尽量选用。

(四) 影响预后的危险因素

影响高血压患者心血管疾病预后的危险因素包括高血压（1~3级），男性＞55岁，女性＞65岁，吸烟或被动吸烟，糖耐量减低（葡萄糖负荷后2小时血糖7.8~11.1mmol/L）和（或）空腹血糖异常（6.1~6.9mmol/L），血脂异常（总胆固醇≥5.2mmol/L或低密度脂蛋白胆固醇≥3.4mmol/L或高密度脂蛋白胆固醇＜1.0mmol/L），早发心血管疾病家族史（一级亲属发病年龄＜50岁），中心性肥胖（腰围：男性≥90cm，女性≥85cm）或肥胖（BMI≥28kg/m^2），高同型半胱氨酸血症，高尿酸血症（血尿酸：男性≥420μmol/L，女性≥360μmol/L），心率增快（静息心率＞80次/分钟）。

八、高血压的预防

(一) 一级预防

一级预防是指在高血压尚未发生之前，通过采取一系列预防措施来预防或延缓高血压的发生。具体措施如下。

1. 健康教育

提高公众对高血压病的认识，促使人们养成健康的生活习惯。

2. 饮食调整

推广健康饮食，减少高盐、高脂、高糖食物的摄入，增加蔬菜和水果的摄入，控制体重，减少肥胖。

3. 运动锻炼

鼓励人们进行适量的有氧运动，如散步、慢跑、游泳等，帮助控制体重，增强心肺功能，降低血压。

4. 戒烟限酒

减少吸烟和饮酒对血压的不良影响。

5. 心理调节

提倡积极乐观的心态，减少压力和紧张情绪，保持良好的心理状态。

(二) 二级预防

二级预防是指对已经确诊的高血压患者采取措施，以预防高血压病情的进一步发展，阻止或延缓并发症的发生。具体措施如下。

1) 在严格落实一级预防的基础上，继续保持健康的生活方式，如合理饮食、适量运动、心理调节等。

2) 系统正规地进行降压治疗，使血压降至正常范围内，并保护靶器官免受损害。不同的降压药物对靶器官的影响不同，应选择合适的药物。

3) 控制高血压的危险因素，测量血压高峰时间的血压水平，即每天上午6点至10点和下午4点至8点的血压，将血压控制在理想水平。

(三) 三级预防

三级预防主要是针对已经出现高血压并发症的患者，采取措施防止病情进一步恶化，降低致残率和死亡率，并尽可能恢复患者的劳动能力和生活自理能力。

1. 及时识别和处理严重症状

医生与患者密切配合。当高血压病患者出现头痛、头晕、口唇及肢体麻木、行走不便、口齿不清、视物模糊等症状时，应及时进行检查诊治，以实现早期发现和处理。

2. 明确诊断和治疗

对已出现脑卒中、肾衰竭、急性心肌梗死等严重并发症的高血压患者，应尽早明确诊断，采取有针对性的治疗措施，积极救治，尽快稳定病情，降低病死率。

3. 长期血压控制

在采取健康生活方式的基础上必须服用长效降压药，长期服药以稳定降压，监测血压使血压达到理想标准。

4. 定期检查和按医嘱服药

定期检查，按医嘱认真服药治疗。

第十课　吸烟与健康

一、吸烟对健康的影响

《中国吸烟危害健康报告》[①] 显示，公众对吸烟和二手烟暴露危害的认识严重不足，3/4 以上的中国人不能全面了解吸烟对健康的危害，2/3 以上的中国人不了解二手烟暴露的危害。相关调查显示，早在 2015 年，全球的吸烟人数就已高达 9.33 亿人[②]，而在 2017 年，外媒报道全世界抽烟人数超过 10 亿。烟草烟雾中含有 7000 多种化学物质，其中已知的致癌物质就有 69 种。《中国吸烟危害健康报告 2020》显示我国 15 岁以上人群吸

---

① GBD 2015 Tobacco Collaborators. Smoking prevalence and attributable disease burden in 195 countries and territories，1990－2015：a systematic analysis from the Global Burden of Disease Study 2015 [J]．Lancet，2017，389 (10082)．

② 石宇奇. 告别香烟收获健康 [J]. 开卷有益－求医问药，2022 (9).

烟率为 26.6%①，据此推算我国有 3.08 亿吸烟者，每年约有 260 万人因烟草而死亡，其中包括 22 万吸烟者和 40 万二手烟受害者。

有相关调查显示，早在 2015 年，全球的吸烟人数就已高达 9.33 亿人，而在 2017 年，外媒报道全世界抽烟人数超过 10 亿。烟草烟雾中含有 7000 多种化学物质，其中已知的致癌物质就有 69 种。我国约有 3.08 亿吸烟者，每年约有 260 万人因烟草而死亡，其中包括 22 万吸烟者和 40 万二手烟受害者。公众对吸烟和二手烟暴露危害的认识严重不足。吸烟可能造成的疾病如下。

（一）呼吸系统疾病

1) 原发性支气管肺癌：就是常说的肺癌，吸烟是引发该疾病的主要原因。烟草烟雾中含有多种致癌物质。

2) 慢性阻塞性肺疾病：对于本身就患有慢性阻塞性肺疾病的人，吸烟死亡率明显高于没有吸烟的人，而且吸烟是目前公认的慢性阻塞性肺疾病已知的最重要的危险因素。

3) 特发性肺纤维化：多数的临床研究证实吸烟增加特发性肺纤维化的发生风险，吸烟量与特发性肺纤维化的发生率正相关，尤其是吸烟超过 20 包/年者。

（二）心脑血管疾病

1) 冠心病、脑卒中：每天吸 10 支烟，会使男性心血管死亡率增加 18%，女性则增加 31%。吸烟会损伤血管内皮功能，会导致动脉粥样硬化的发生，使动脉血管腔变窄。

2) 高血压：吸烟会导致交感神经末梢去甲肾上腺素释放增

---

① 王辰，肖丹，池慧.《中国吸烟危害健康报告 2020》概要［J］. 中国循环杂志，2021，36 (10).

加，从而使血压增高。

（三）消化系统疾病

1）食管癌：吸烟的人患食管癌的概率比不吸烟的人增加3~8倍。

2）消化性溃疡：吸烟会影响溃疡愈合并且会导致溃疡反复，甚至导致溃疡的并发症。

3）胃癌：吸烟和饮酒过度都可能增加胃癌发生的风险。

（四）内分泌系统疾病

吸烟可以导致2型糖尿病，并且可以增加糖尿病患者发生大血管和微血管并发症的风险，影响疾病预后。

（五）生殖和发育异常

有研究证明，女性如果长期吸烟会降低受孕的概率。孕妇吸烟会影响胎儿的生长，导致异位妊娠、自然流产，造成新生儿低出生体重以及婴儿猝死综合征等。另外，吸烟对于男性还可能导致勃起功能障碍，甚至导致精子的表观遗传改变等。

（六）其他健康问题

吸烟可以导致牙周炎、白内障、手术伤口愈合不良及术后呼吸系统并发症、皮肤老化等。此外，吸烟还可以导致痴呆。

二、二手烟的危害

二手烟，亦称被动吸烟、环境烟草烟雾，是指由卷烟或其他烟草产品燃烧端释放出的及由吸烟者呼出的烟草烟雾所形成的混合烟雾。二手烟也是危害广泛、严重的室内空气污染，是全球重大死亡原因。二手烟含有焦油、氨、尼古丁、悬浮微粒、

PM2.5、钋-210等有害化学物质及数十种致癌物质。二手烟的危害主要有以下几点：

1）二手烟可迅速损伤心脑血管，导致心脏病和脑卒中；可导致冠心病的发病风险增加25%～30%，导致脑卒中的发病风险增加20%～30%。

2）短暂暴露于二手烟也能导致心肌梗死和哮喘发作。

3）增加患肺癌的概率：一些与吸烟者共同生活的女性，其患肺癌的风险为一般人的2.6～6.0倍。

4）儿童是环境污染的最大受害者。二手烟可引发儿童哮喘、猝死综合征、气管炎、肺炎和耳部炎症等。

5）对孕妇、婴儿的危害：二手烟暴露是导致孕妇发生妊娠高血压综合征、妊娠合并症的重要危险因素；还影响胚胎细胞增殖、分化，导致胚胎发育异常，表现为神经系统发育障碍、宫内生长迟缓；还会导致胎儿缺氧，造成婴儿早产，而早产儿容易出现呼吸、消化、体温调节等功能障碍，甚至出生不久便死亡。

6）其他危害：二手烟可导致咽炎、损害听力，影响儿童智力发育等。

无烟环境可以有效保护非吸烟者免受二手烟危害。WHO将5月31日定为"世界无烟日"，旨在强调与烟草有关的健康和其他风险，倡导制定减少烟草消费的政策，并劝阻使用任何形式的烟草。

三、戒烟的益处

戒烟会使吸烟者的精神状态、身体状况逐渐向好发展，戒烟还可以在一定程度上降低吸烟者疾病的发生率。

1）戒烟1年后冠心病患者死亡的危险大约可减少一半，而且随着戒烟时间的延长会继续降低。戒烟15年后，冠心病患者死亡的绝对风险与从未吸烟者相似。

2）戒烟和防止二手烟暴露是防治慢性阻塞性肺疾病的最重要的手段，戒烟被证实是能够有效延缓肺功能进行性下降的唯一办法。

3）戒烟可以降低脑卒中、外周血管病、肺炎及胃十二指肠溃疡的发病率和死亡率。

4）戒烟还可减少周围人群尤其是家人和同事二手烟暴露的风险。

5）任何年龄戒烟都会获益，戒烟越早越好。

四、如何有效戒烟

戒烟是一个需要决心、耐心和持续努力的过程。以下是一些有效的戒烟方法[①]。

（一）心理准备与行为干预

1. 坚定戒烟意愿

戒烟的第一步是要有强烈而坚定的戒烟意愿。明确戒烟的目标、时间进度等，能够逐步降低吸烟频率和减少吸烟数量。

2. 丢掉吸烟用具

将所有与吸烟相关的物品，如香烟、打火机、烟灰缸等全部丢掉，以减少诱惑。

3. 避免吸烟环境

尽量避免前往吸烟场所或参与吸烟活动，减少接触烟草的机会。

4. 心理支持

与家人、朋友分享戒烟计划，寻求他们的支持和理解；同

---

① 单冬梅. 从吸烟到戒烟，这些你应该要知道的事［J］. 人人健康，2024（24）.

时，可以通过听音乐、写日记等方式来缓解戒烟过程中的焦虑和压力。

（二）替代疗法与药物治疗

1. 嚼口香糖

当出现吸烟欲望时，可以嚼一颗无糖口香糖，以分散注意力并清新口气。但注意避免用零食代替香烟，以免引起血糖升高和肥胖。

2. 使用戒烟药物

戒烟者可以向专业辅助戒烟的人员寻求支持和帮助，在医生指导下，可以使用尼古丁咀嚼胶、尼古丁贴片、帕瑞可酒石酸伐尼克兰片等药物来帮助缓解戒断症状，提高戒烟成功率。

3. 针灸

针灸作为一种传统中医疗法，被认为可以帮助减轻戒烟时的焦虑和渴望，但同样需要专业医生的操作。

（三）保持健康的生活习惯

1. 规律饮食

保持规律饮食有助于改善身体状况，减轻戒烟时的身体不适感。

2. 规律作息

保证充足的睡眠，避免熬夜和过度劳累。良好的睡眠有助于恢复身体功能，提高免疫力。

3. 适量运动

进行适量的有氧运动，可以增强心肺功能，改善血液循环；同时也有助于释放压力，缓解焦虑情绪。

第十一课　不良情绪与健康

一、不良情绪容易诱发的疾病

当今社会，随着生活节奏越来越快，焦虑、抑郁等不良情绪越来越常见。心理学上认为，紧张、焦虑、愤怒、沮丧、悲伤、痛苦等令人不快的情绪是一类负性不良情绪。不良情绪虽不会直接导致身体疾病的发生，但是长时期的不良情绪会通过影响呼吸及血液循环、神经肌肉等来影响整体健康。

（一）不良情绪与脑卒中

当人的情绪激动时，会造成血管收缩、血压和血糖升高，血糖升高需要一定时间代谢，在这个过程中会对血管造成损害，当然也包括对脑部血管的损害。长此以往，可能会引发脑卒中。脑卒中患者，尤其是发病后的 3 个月之内，情绪很不稳定，喜怒无常，这会严重影响康复。

（二）不良情绪与冠心病

愤怒、激动等情绪是一种潜在的心肌梗死触发因素，可使心绞痛、急性心肌梗死或心源性猝死的发生风险增加 2~3 倍。如果一个人的情绪长期处于激动、紧张的状态，会使交感神经兴奋性升高，导致心率加快，外周血管收缩，从而导致血压升高，继而损害血管和心脏。如果偶尔生气，心脏和冠脉很快就能恢复正常，但如果长期处于急躁、愤怒的状态，就会增加心脏负荷，使心肌耗氧量增加，引起心肌缺血，还能使冠脉痉挛，产生胸闷、剧烈的心绞痛，导致心肌梗死的发生。

（三）不良情绪与头痛

日常生活中，人们爱把一些棘手难办的事说成是"令人头痛的事"。从医学角度来看，不良的情绪，如紧张、焦虑等，确实可以引起头痛。常见的紧张性头痛和偏头痛就与不良情绪密切相关。著名的研究头痛的专家马丁博士说，紧张性头痛常与人们互相矛盾、不如意、羞怯和内心恐惧心情有关。[①] 而偏头痛患者的发病大多在周末或星期日，那些事业心重、雄心勃勃的人和性情急躁的妇女，比一般人发病的机会要多。因此有人认为，偏头痛实际上是心情紧张一个时期以后，在休闲下来时产生的一种反应。

（四）不良情绪与胃病

有人做过一个实验[②]，把猴子吊起来，并不时给以电刺激，使猴子一直处于焦虑不安的情绪中，不久猴子便得了胃溃疡。还有人采用纤维胃镜、X线检查、脑电图及生化检查对胃病的病理机制进行研究[③]，发现胃病的发生与大脑皮质的过度兴奋或抑制、自主神经功能紊乱密切相关。我们经常发现，情志不畅，如忧思、恼怒，往往会明显影响食欲而导致不思饮食，这在中医学中称为"思虑伤脾"和"肝脾不调"。

（五）不良情绪与腹痛

慢性非特异性溃疡性结肠炎的主要症状为腹痛、腹泻、黏液血便，经久不愈。现代医学认为其与长期紧张、免疫功能异常有

[①] 解玉明. 情绪性疾病何其多［J］. 云南科技管理，2016，29（1）.
[②] 张磊. 情绪性疾病知多少［J］. 中国保健营养，2004（2）.
[③] 谢宏宇. 鲜为人知的"情绪病"［J］. 食品与健康，2009（1）.

关。结肠易激惹综合征患者往往伴有心悸、乏力、胸闷、失眠、尿频等症状，各种检查均未发现明显器质性改变，常由情绪改变诱发。这类疾病在古代医著中称为"气泄"。由于其发作每与情志不畅有关，故应避免精神紧张和恼怒，节制饮食。

（六）不良情绪与哮喘

花粉、粉尘、呼吸系统感染及某些药物等可引起哮喘，而精神受刺激也能引起哮喘。医学界已确认支气管哮喘是一种心身疾病。研究证明[1]，焦虑、抑郁和愤怒等消极情绪，可促使机体释放组织胺及其他能引起变态反应的物质，提高迷走神经兴奋性和降低交感神经的反应性，从而引起或加剧支气管哮喘的发作，疾病的发作又会造成情绪更加紧张、抑郁、悲观、沮丧，进一步加重病情，如此恶性循环，会使疾病长久不愈。

（七）不良情绪与感冒

新近研究表明[2]，长时间的紧张状态会削弱人的机体抵抗病菌侵袭的能力，使感冒病毒在鼻腔部位取得对抗体的优势，使人易于患感冒。英国索尔兹伯感冒研究所的科学家在对 394 名志愿者所做的病毒感染试验和心理试验中发现[3]，紧张程度越高，流感病毒起作用的可能性越大。

（八）不良情绪与癌症

不良情绪对机体免疫功能有抑制作用，影响免疫系统识别和

---

[1] 裘影萍. 不良情绪：哮喘患者之"大敌"[J]. 家庭医学，2018（7）.
[2] 胡蓉兰. 与情绪有关的疾病[J]. 家庭科技，2010（6）.
[3] 几种身体疾病是由心理情绪引起[EB/OL].（2017－07－05）https://mp.weixin.qq.com/s/uN5ouUvqbXQKJkY6zjT8sg.

消灭癌细胞的作用。动物实验证明[①]，心理紧张可使皮质激素增多，免疫细胞减少，促使肿瘤进展。当然，并非所有受到强烈刺激和承受巨大精神压力的人都会患癌。调查发现，40%～80%的常见癌症（如胃癌、宫颈癌、肝癌、乳腺癌、肺癌等）患者都存在"C型行为"特征，表现为容易发怒、爱生闷气、压抑自我等。

（九）不良情绪与糖尿病

当人处于紧张、焦虑、恐惧、受惊吓等应激状态时，交感神经兴奋并直接作用于胰岛细胞受体，抑制胰岛素的分泌；同时，交感神经还作用于肾上腺髓质，使肾上腺素的分泌增加，间接地抑制胰岛素的分泌、释放。如果这种不良心理因素长期存在，便可能引起胰岛细胞的功能障碍，使胰岛素分泌不足的倾向性最终被固定下来，进而导致糖尿病。

二、如何放松自我

不良情绪会影响身体健康，可能会导致疾病的发生。在日常生活中，可以通过各种方式配合肌肉放松训练调整不良情绪，如适当运动、瑜伽、听音乐、香薰疗法等。

（一）放松技巧训练

挑一个安静的地方在安静的时间（至少有10～15分钟不会被打扰）进行训练。每天训练两次，在任何情况下，一周不能少于4次。不要急于求成，一些技巧需要较长的时间（3～4周的持续训练）才能掌握并观察到益处。如果您觉得枯燥或感到不愉快，或许应改用其他的技巧。

[①] 解玉明. 情绪性疾病何其多 [J]. 云南科技管理，2016，29 (1).

（二）肌肉放松

肌肉放松是用于症状管理的最常用的认知性放松技巧之一，其基于下述理论假设：躯体紧张或肌肉紧张会增加疼痛、气短或情绪抑郁，放松肌肉可帮助消除这些不良症状。放松训练通过人的意识控制"随意肌肉"的活动，再间接让"情绪"松弛下来，建立轻松的心情状态。肌肉放松是一种减少疼痛和肌肉紧张的有效策略，可帮助控制气短和获得更充分的睡眠。下面介绍两种肌肉放松技巧。

1. 渐进性肌肉放松

通过简短的练习逐渐熟悉紧张和放松的感觉有什么不同。放松训练涉及 60 组不同的肌肉，通过实践能够准确定位及放松身体任何紧张的部位。

1）渐进性肌肉放松的注意事项：

（1）默读、录音或朗读时声音一定要轻柔、舒缓。

（2）在练习中，每遇到"……"时表示需要停顿 2~3 秒，以便能完成动作。

（3）如有肌肉拉伤，不要练习。

（4）使用大约八成的力气即可。

（5）最好在不开冷气、灯光不太亮、通风顺畅的情况下练习。

（6）除了听动作口令外，注意力应集中在放松的肌肉上。

（7）练习结束后身体动作要缓和，不要做突然或剧烈的动作。

（8）放松训练过程中或完成后每个人的感觉不同。可能感觉到很轻松、很舒服，有热热的、麻麻的、重重的感觉，甚至有抽动、颤动、麻木感、瘙痒感、烧灼感、不平衡感、上浮感以及知觉变化等。请不要惊慌，这些变化有利于心身功能和神经系统的调整，应有意去体会肌肉放松给我们带来的感觉。

（9）如能每天坚持练习1次，大约两周后会有80%的效果，练习2个月后效果会更明显，可以达到很深层的放松效果。

2）渐进性肌肉放松法的步骤。

（1）放松身体：让自己充分享受接下来的几分钟，用很短的时间摒除一切杂念，使自己尽可能感到舒适。松开所有紧绷的衣服。双腿和踝关节自然放置，不要交叉。让身体完全由所坐或躺着的平面支撑。如果您身体的某一特殊部位有疼痛，可让这部分肌肉轻微紧张或根本不收缩，而着重于努力使其放松。

（2）深呼吸：闭上眼睛，深吸一口气，让胸腔充满空气并逐渐导入腹部。屏气，然后通过紧缩的嘴唇呼气，呼气时应尽可能快，让身体所有的肌肉感到过度用力，让整个身体就像沉入身下的地面中。

（3）放松肌肉：①绷紧脸部和头部的所有肌肉。注意特别让眼四周和下颌部的肌肉感到紧张。放松，让下颌逐渐松弛，嘴巴微张。②放松肩部和颈部。让肩胛彼此靠近，绷紧肩部和颈部肌肉。坚持，然后放松。注意肌肉是如何感觉到越来越温暖和有活力的。③收缩胸部和腹部的肌肉。注意在收缩时有意识地屏住呼吸。放松，深吸一口气，将气全部吸至腹部。当呼气时，让所有的紧张随着呼气呼出。④将注意力放到大腿和臀部的肌肉上。收缩大腿和臀部的肌肉，收缩直至感到紧张……然后让肌肉放松。放松的肌肉感到沉重，由所坐或躺着的平面支撑。⑤将注意力放到脚部肌肉和腓肠肌上。将脚趾向后拉向膝部。注意让脚和腓肠肌感到紧张，然后放松。注意紧张感正逐渐远离，取而代之的是轻松和温暖。⑥让手指紧张并绷紧手臂肌肉，然后放松，感觉到紧张渐去，血流重新流畅。

（4）注意是否有不同的感觉：①深吸一口气，将气尽量吸入肺部。吸气时，让身体就像完全沉入身下的地面中，变得更为放松。②享受放松的舒服感并记住它。通过实践练习，熟练地识别出肌肉的紧张和放松。

（5）结束：现在准备结束练习，进行 3 次深呼吸。准备好了，睁开眼睛。

2. 分段放松

1）分段放松的步骤：将全身划分为若干段，自上而下放松。其顺序：头部—颈部—两上肢—胸腹腰背—两大腿—两小腿—两足，或者头部—两肩两手—胸背部—腰腹部—两腿—两足。先注意一个部位，默念"松"，每一个部位默念 2~3 次，然后再注意下一个部位，周而复始，放松 2~3 遍。

2）分段放松的具体要求：①自然呼吸。②取卧位、坐位、站位皆可。③除了将注意力集中在要放松的部位外，在默念"松"时想象该部位逐渐扩大，像云一样慢慢扩散消失。④轻闭双眼，从头部开始按顺序一个一个部位地想象并放松。